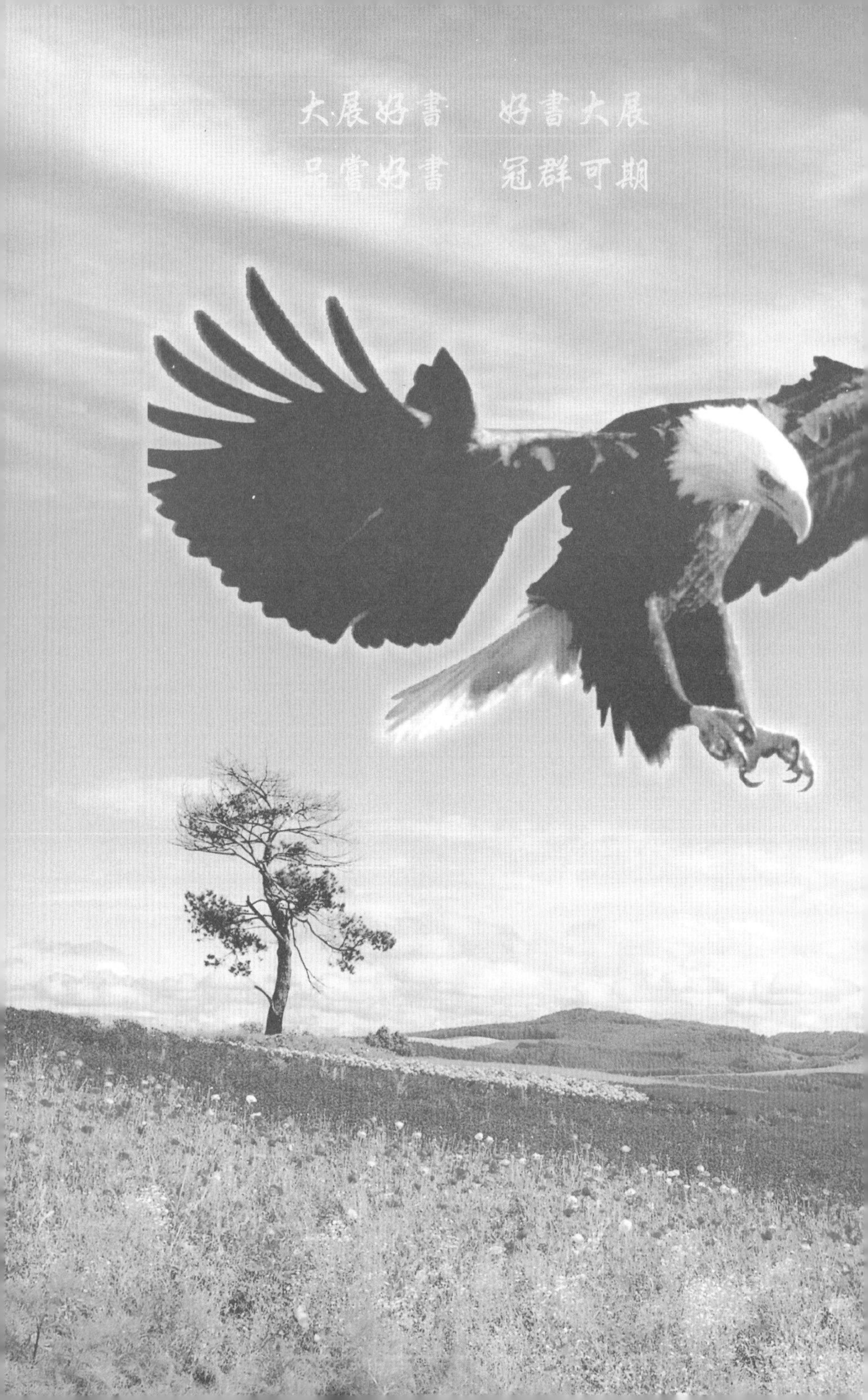
大展好書　好書大展
品嘗好書　冠群可期

大展好書　好書大展
品嘗好書　冠群可期

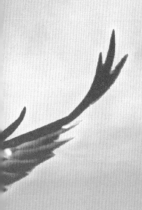

古代健身功法 8

冠軍教您養生功

五禽戲

董國興　甘泉　編著

大展出版社有限公司

編委會

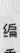

作者簡介

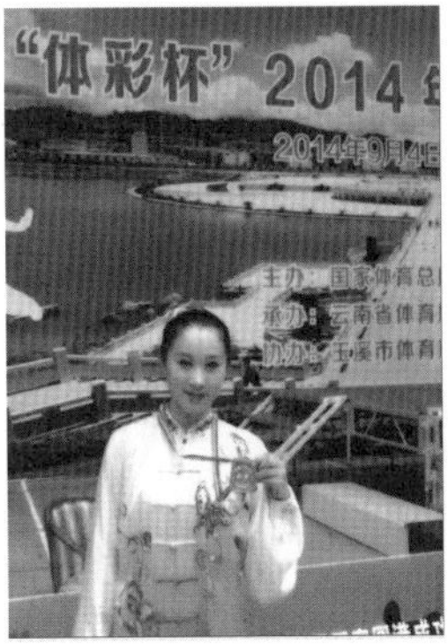

甘泉　女，河南信陽人。國家級運動健將；中華人民共和國國家級社會體育指導員，全國援外教練員；三武挖整健身氣功組技術總指導，火烈鳥武術圖書企畫室副主任。

甘泉自幼習武，12歲即進入河南省武術隊；2007年，被選進鄭大體院健身氣功集訓隊，專修健身氣功競賽功法。經過苦練，她多次在大賽上獲得冠軍，成績斐然。

2010年，甘泉在全國健身氣功交流大賽中，榮獲易筋經項目冠軍；同年3月，她受邀出訪巴西、哥斯大黎加、多明尼加等國進行表演和交流。

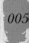

2011年，榮獲全國健身氣功競賽八段錦項目第一名、商丘市「木蘭杯」健身運動表演賽五禽戲項目優勝獎。

2012年，榮獲全國健身運動會五禽戲項目一等獎；榮獲「信陽毛尖杯」健身運動表演賽十二段錦項目一等獎，並被授予站功十二段錦「創新鼓勵獎」和「信陽市精神文明運動獎」。

2013年，受邀參加河南代表隊並表演「直通春晚·太極梅花樁」節目，獲得盛讚。

2014年9月，榮獲「體彩杯」全國健身氣功表演賽金牌。

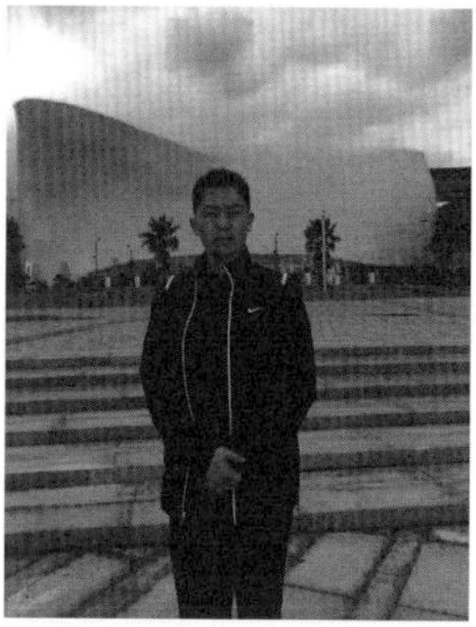

董國興 男，漢族，河南淮陽人。中共黨員，體育教育學碩士，副教授；國家級武術健將，中國武術六段；河南省太極拳隊主教練，鄭州大學體育學院健身氣功集訓隊主教練。

董教練在執教期間，帶出不少競賽精英，如甘泉、馬建超、張振興等，這些隊員在全國健身氣功交流賽、全國武術套路錦標賽、全國武術套路冠軍賽、全國太極拳錦標賽、全國青少年武術套路錦標賽等眾多重大武術比賽中，共獲得58個冠軍、26個亞軍、32個季軍，成績優異，為中華武術的發展和健身運動的普及推廣做出了貢獻。

內容簡介

五禽戲是中國非常優秀的古傳養生術，堅持習練，能夠很好地舒展人體的肌肉和關節，提高人的心肺功能，從而達到調心理氣、放鬆神經、健身養生的目的。五禽戲是國家正在大力推廣的「健身氣功」運動項目之一。

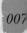

五禽戲源自中國古代導引術，歷史悠久。據考證，導引術在春秋戰國時期已為養生家所必習，《莊子・刻意篇》中即記載有：「吹噓呼吸，吐故納新，熊經鳥伸，為壽而已矣。此導引之士，養形之人，彭祖壽考者之所好也。」

對於五禽戲的創始，武術學者們經過多年的探究，大多認為傳自名醫華佗。《後漢書・方術傳下・華佗》載：「（華佗）曉養性之術，年且百歲而猶有壯容，時人以為仙。」

今所能看到的、最早記載有五禽戲的文獻，是西晉陳壽的《三國志・華佗傳》：「人體欲得勞動，但不當使極爾。動搖則穀氣得消，血脈流通，病不得生，譬猶戶樞不朽是也。是以古之仙者為導引之事，熊頸鴟顧，引挽腰體，動諸關節，以求難老。吾有一術，名五禽之戲，一曰虎，二曰鹿，三曰熊，四曰猿，五曰鳥，亦以除疾，並利蹄足，以當導引。體中不快，起作一禽之戲，沾濡汗出，因上著粉，身體輕便，腹中欲食。」

本功繼承了傳統五禽戲的練法精髓，推陳出新，動作規範，架勢美觀，簡潔易練，在全國已漸成普及之勢！

【本功特點】

1. 安全易學，左右對稱。
2. 引伸肢體，動諸關節。
3. 外導內引，形鬆意充。
4. 動靜結合，練養相兼。

【本功要點】

1. 形似，形正。
2. 神會，神全。
3. 意舒，意準。
4. 氣和，氣順。

目　錄

一 開 功 勢

（一）開步勢

【練法】

1. 兩腳併步正身站立，兩掌自然垂於體側。全身放鬆，頭頸正直，下頦微收，舌抵上齶。目視前方。（圖1-1）

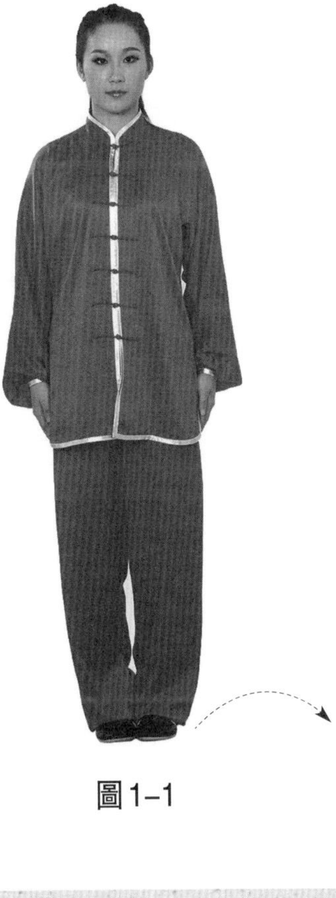

圖1-1

2. 左腳向左平開一步，兩腳平行，稍寬於肩，兩膝微屈，鬆靜站立。（圖1–2）

【要點】

1. 開步前，兩膝先微屈，不可過於挺直。

2. 開步時，身體重心先落於右腳，左腳提起後，再緩緩向左移動，左腳掌先著地，使重心保持平穩，身體不可左右搖晃。

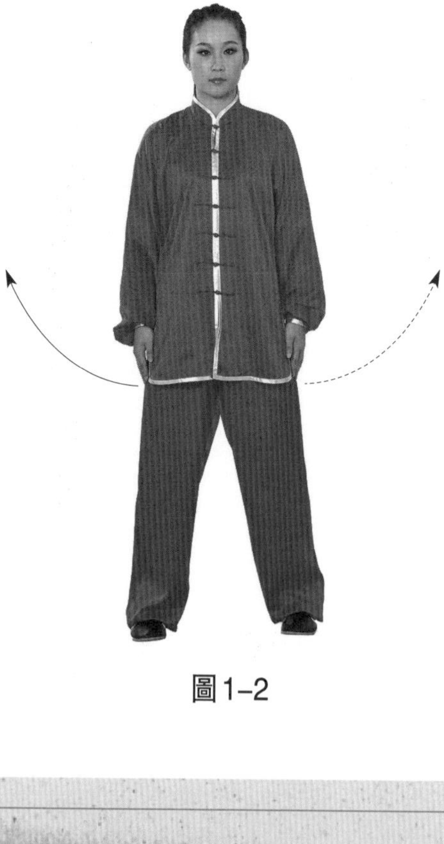

圖1–2

（二）調息勢

【練法】

1. 肘微屈，兩臂在體前向上、向前平托，與胸同高。（圖1–3、圖1–4）

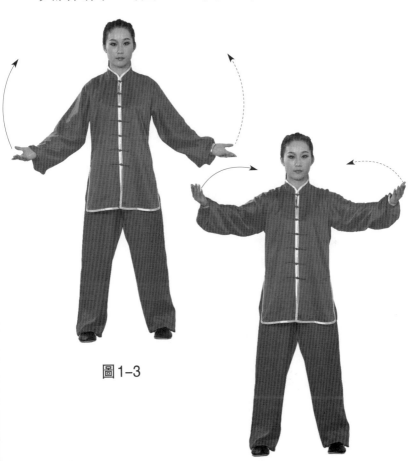

圖1–3

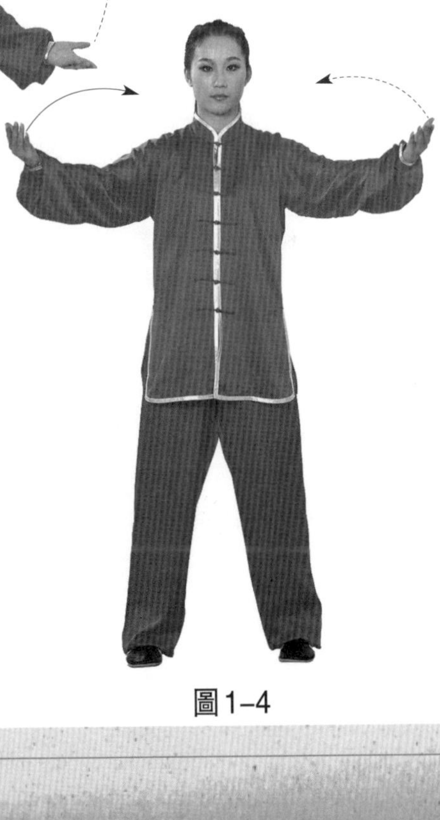

圖1–4

2. 兩肘下垂外展，兩掌向內翻轉，並緩慢下按於腹前，虎口相對。目視前方。（圖1–5～圖1–7）

3. 重複圖1–3至圖1–7動作2遍後，兩掌自然垂於體側。（圖1–8）

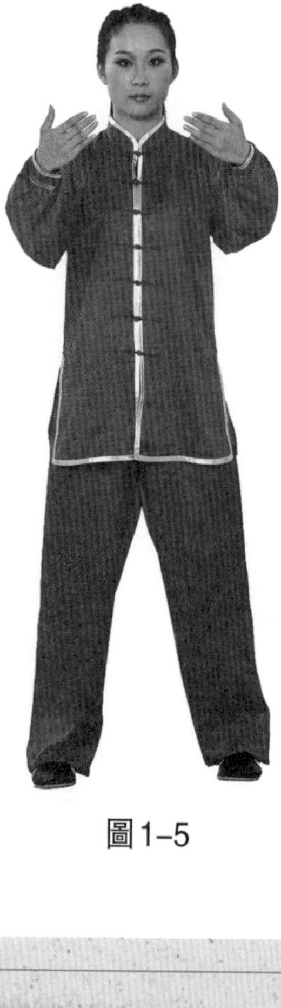

圖1–5

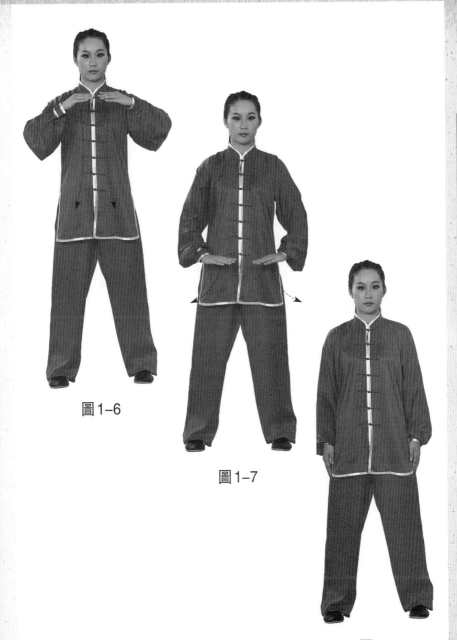

圖1-6

圖1-7

圖1-8

【要點】

1. 動作要配合呼吸，兩臂上提時吸氣，兩掌下按時呼氣。

2. 兩臂上提下按，意在兩掌勞宮穴（勞宮穴在掌中央，第二、三掌骨之間，握拳時中指尖所點處），動作柔和、均勻、連貫。

3. 意念沉肩，再兩臂起動，肘尖有下垂感覺，兩掌上提、內合、下按。運行路線成弧線，圓活自然。

4. 起勢調息的動作難點在於兩臂上提下按、引氣注體這個動作。動作伊始，兩臂由自然下垂緩緩上提，掌心漸漸翻轉向上，十指自然放鬆，掌心內含。兩臂與肩同寬，自然前伸，肘關節微屈。抬至胸口高度時，兩掌內合，掌心向內，掌尖相對，徐徐向膻中穴靠攏。約離胸口10公分時，掌心翻轉向下，沉肩墜肘，下按至腹部丹田位置，繼而兩掌還原置於體側。

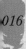

二 虎 戲

「虎戲」共有兩勢，一是「虎舉」，一是「虎撲」。這兩勢都具有動如雷霆無阻擋、靜如泰山不可搖的氣勢。

「虎舉」勢中，兩手由低到高、由高到低，爪拳變換，於鬆緊之間體現了虎之威力。

「虎撲」勢中，上體前俯，虛步下撲，以氣催力，力達指尖，表現了虎之威猛。

在整個「虎戲」中，手部及全身的動作都充分體現了鬆和緊，也就是「用力」和「放鬆」的交替練習。這種方法可以促進手部乃至全身氣血的運行，達到健身養生、延緩衰老的目的。

(一) 手 形

「虎爪」是五禽戲「虎戲」的特殊手形。

五指張開，虎口撐圓，五指的第一、第二

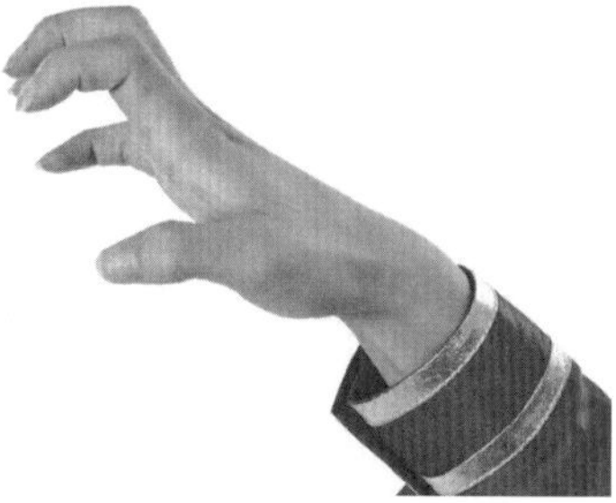

圖2-1

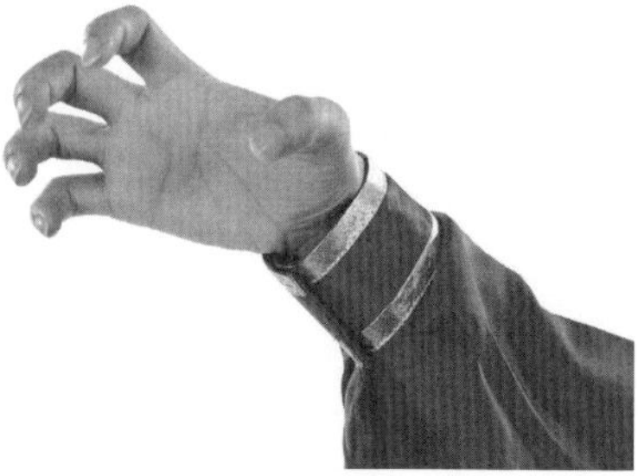

圖2-2

指關節彎曲內扣，形如虎爪，故名。（圖2-1、圖2-2）

（二）虎舉勢

【練法】

1. 開步勢。（圖2-3）

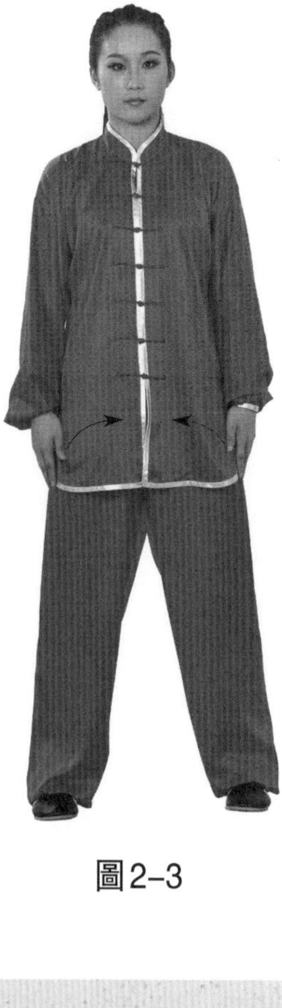

圖2-3

2. 兩掌掌心向下，十指撐開。（圖2–4）

3. 十指彎曲成「虎爪」。目視兩爪。（圖2–5）

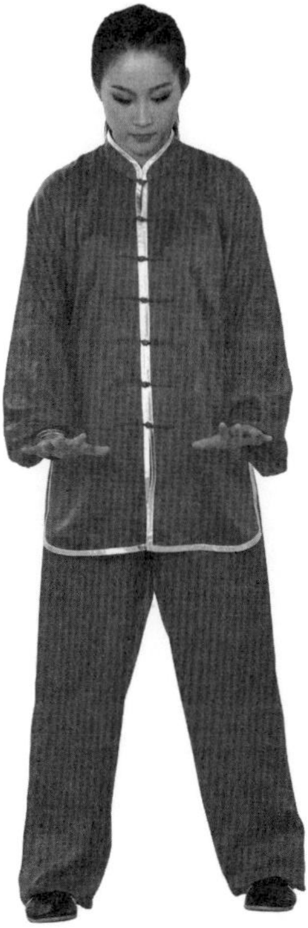

圖2–4

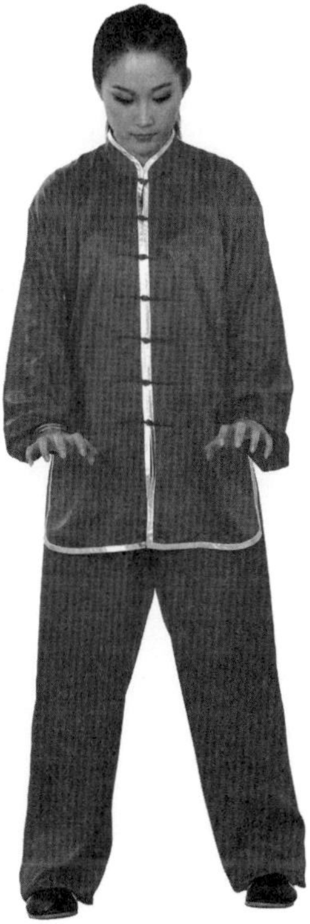

圖2–5

4. 兩爪外旋，由小指先彎曲，其餘四指依次彎曲握拳。（圖2–6）

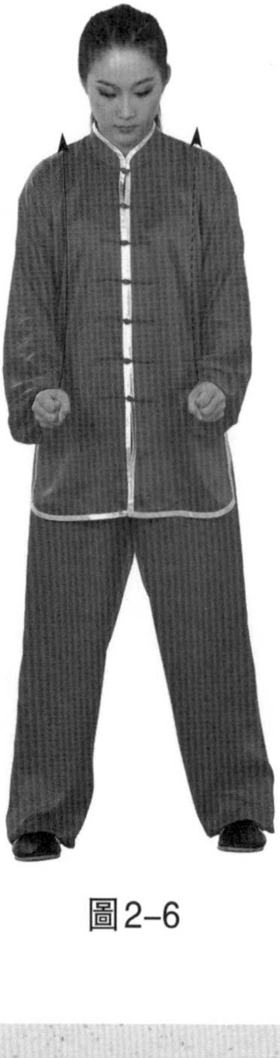

圖2–6

5. 拳心向裡，兩拳沿體前緩慢上提；至肩前時，轉腕成拳面向上，拳眼向裡。（圖2–7、圖2– 8）

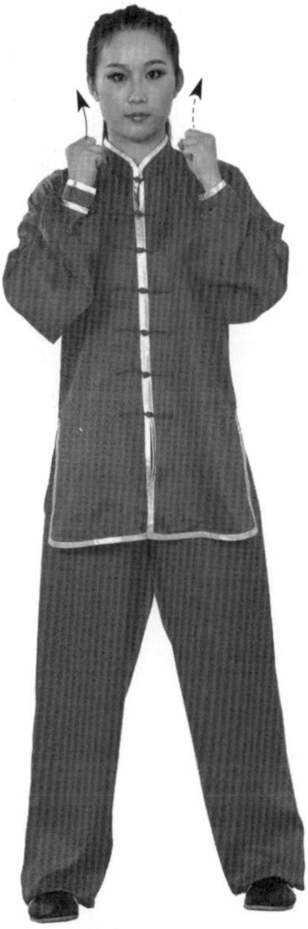

圖2–7

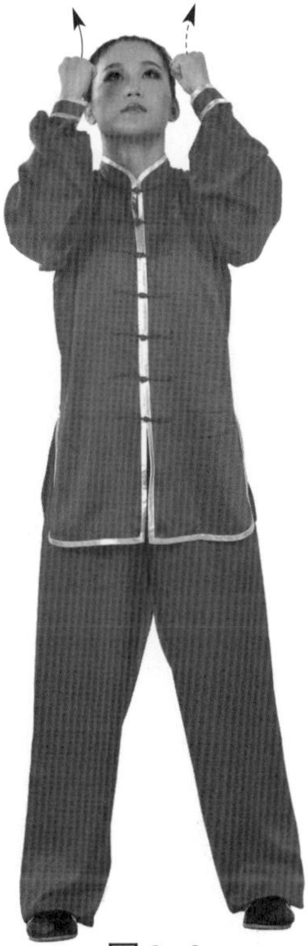

圖2–8

6. 十指撐開，舉至頭上方再彎曲成「虎爪」；目視兩爪。兩爪緩緩向上托舉，直至兩臂伸直，虎口向裡，爪心向上。（圖2–9、圖2–10）

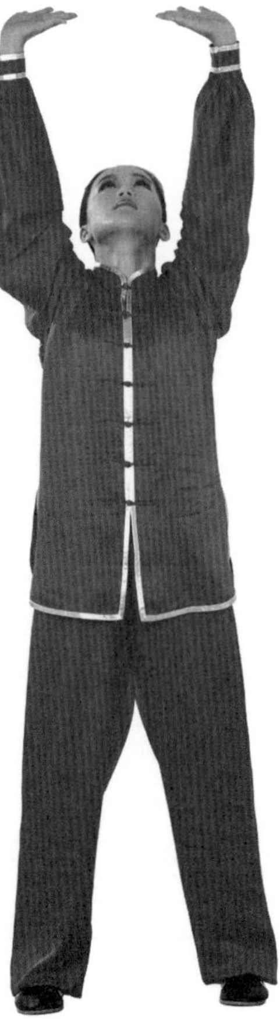

圖2–9

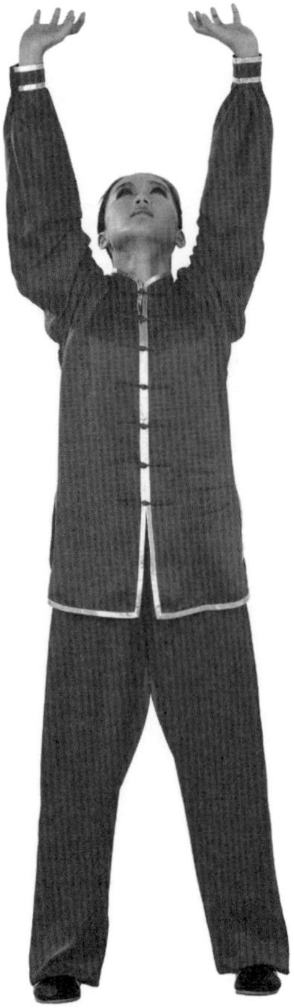

圖2–10

7. 十指外旋握拳，拳心相對。（圖2–11）

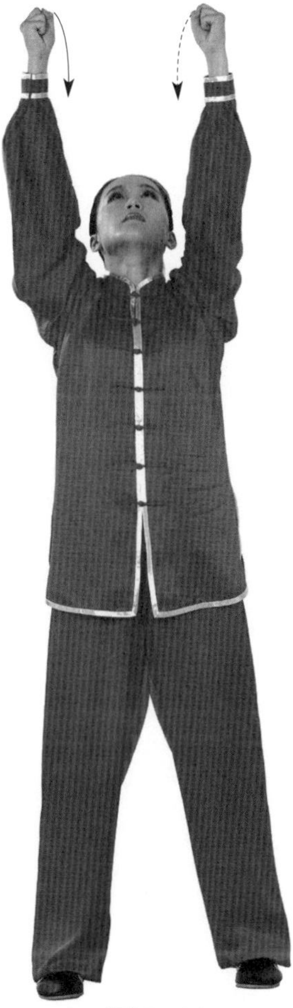

圖2–11

8. 兩拳下拉至肩前時，變掌下按。兩掌沿體前下落至腹前，十指撐開，掌心向下，掌尖相對。目視前方。（圖2-12～圖2-14）

9. 重複上述動作3遍後，兩掌自然垂於體側。目視前方。（圖2-15）

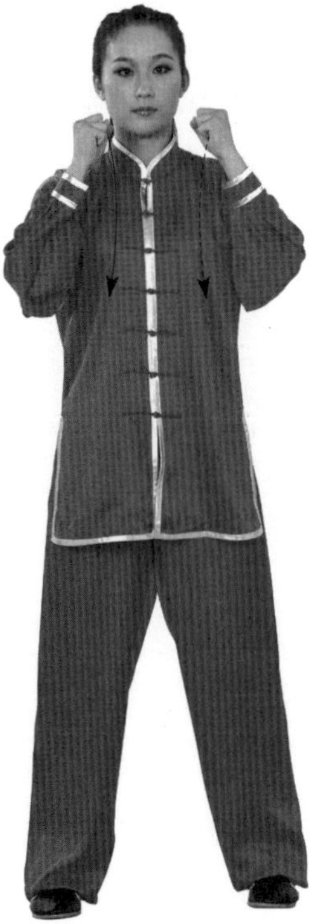

圖2-12

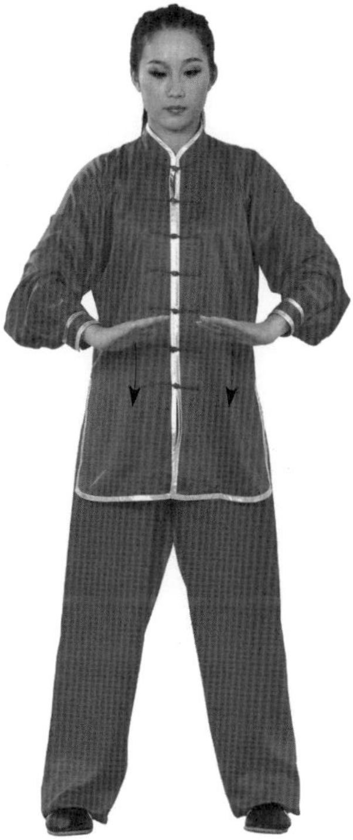

圖2-13

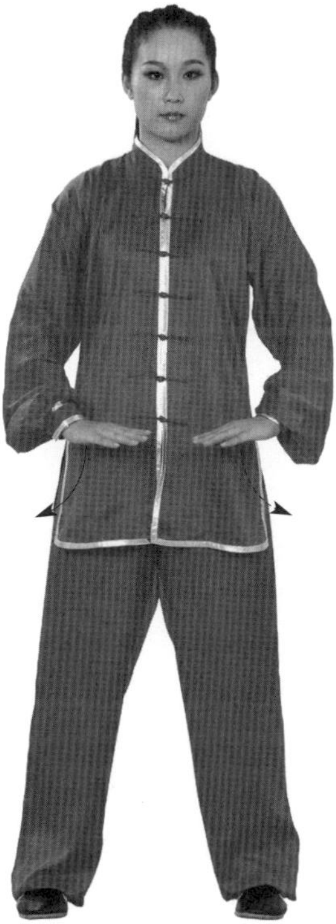

圖2-14

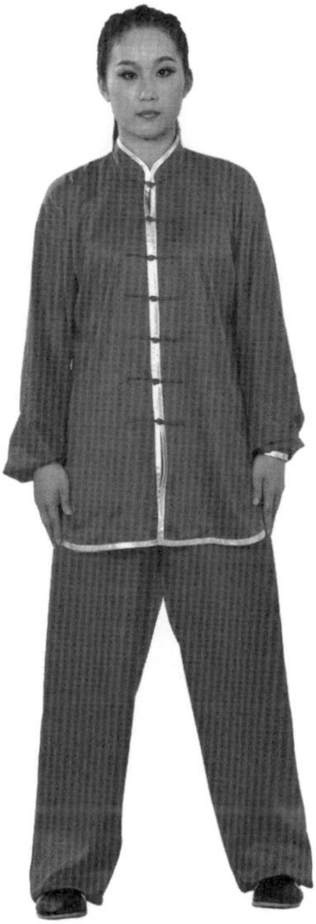

圖2-15

【要點】

1. 十指撐開、彎曲成「虎爪」和外旋握拳，三個環節均要貫注勁力。如果兩掌直接由掌變拳，形成「虎爪」就不明顯，力量就容易分散。正確方法是手指撐開後，先依次屈扣第一、二指關節，再緊握成拳。

2. 兩掌向上如托舉重物，提胸收腹，充分拉伸軀體。兩掌上舉時，身體不能後仰成反弓狀，而是兩掌向頭部正上方托舉，身體與地面保持垂直。兩掌下落如拉雙環，含胸鬆腹，氣沉丹田。

3. 眼隨手動。

4. 動作可配合呼吸，兩掌上舉時吸氣，下落時呼氣。

（三）虎撲勢

【練法】

1. 接上勢。兩掌握空心拳，拳心向裡，沿身體兩側上提至肩腋前。（圖2–16、圖2–17）

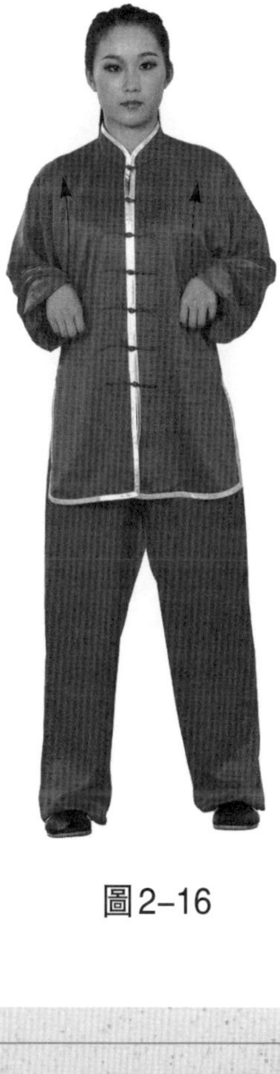

圖2–16

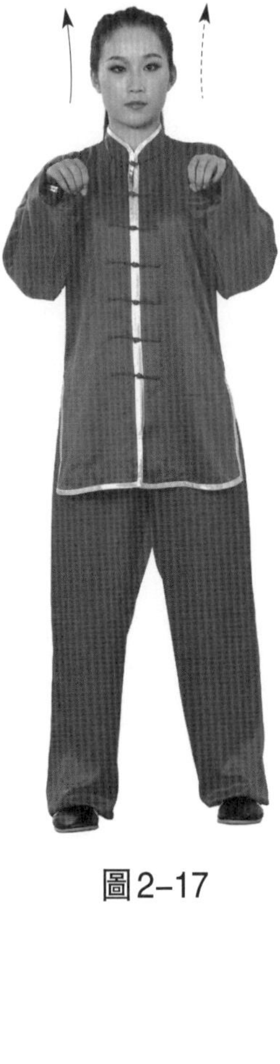

圖2-17

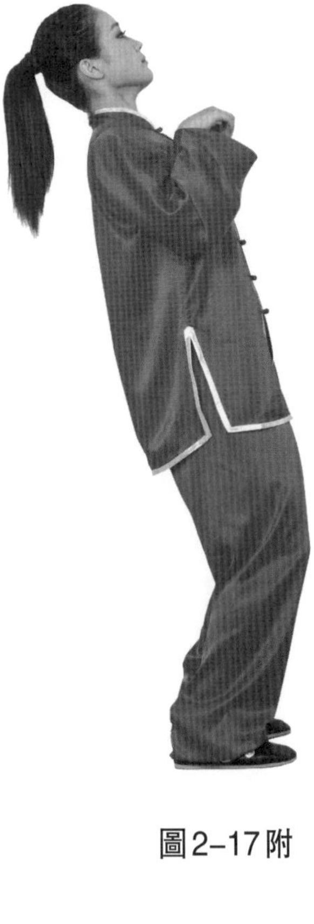

圖2-17附

2. 兩拳向上、向前畫弧，張指成掌；繼十指彎曲成「虎爪」，爪心向下。同時，上體前俯，挺胸塌腰。目視前方。（圖 2–18～圖 2–20）

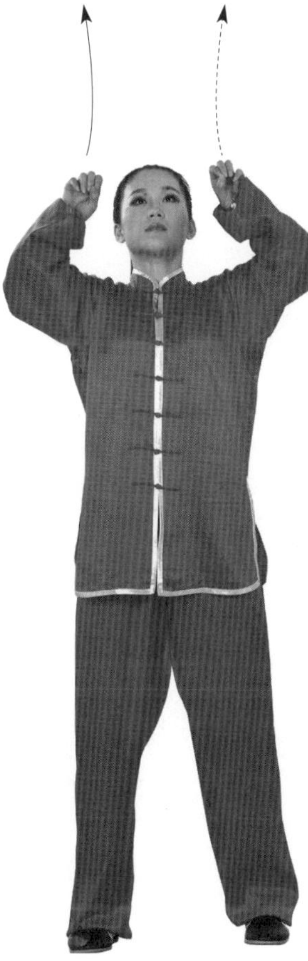

圖2–18

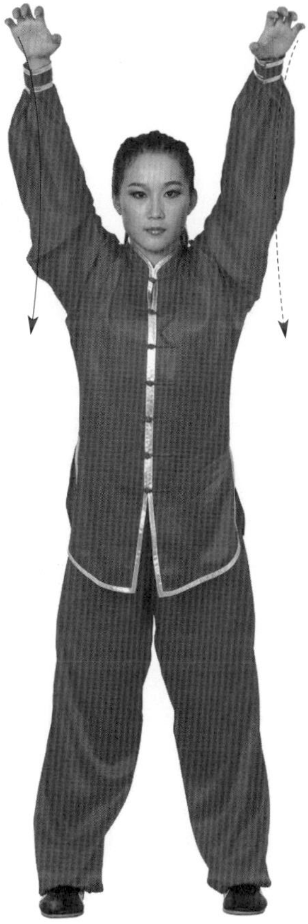

圖2–19

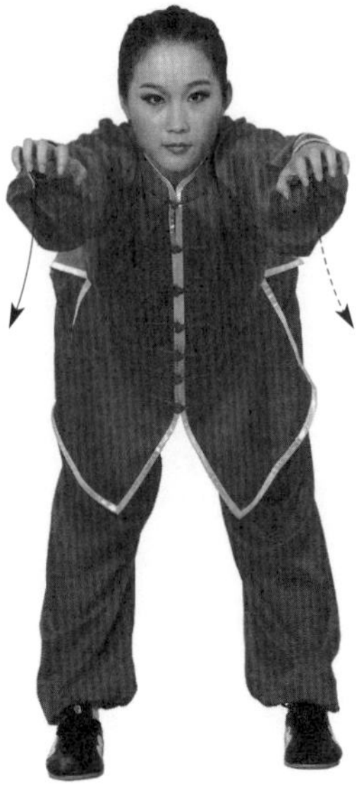

圖2-20

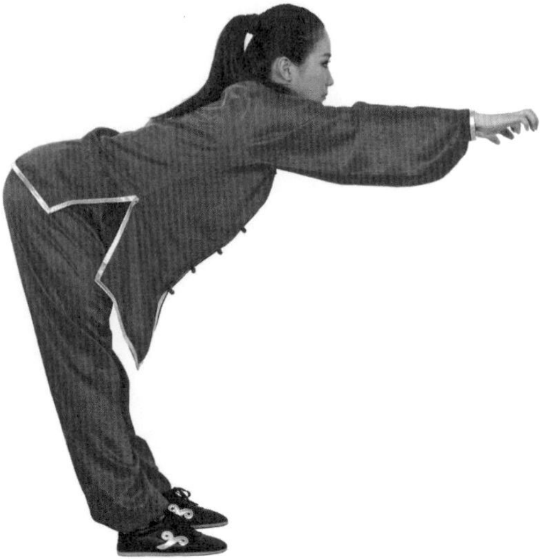

圖2-20附

3. 兩腿屈膝下蹲，收腹含胸。同時，兩爪向下畫弧至兩膝側，爪心向下。目視前下方。（圖2-21）

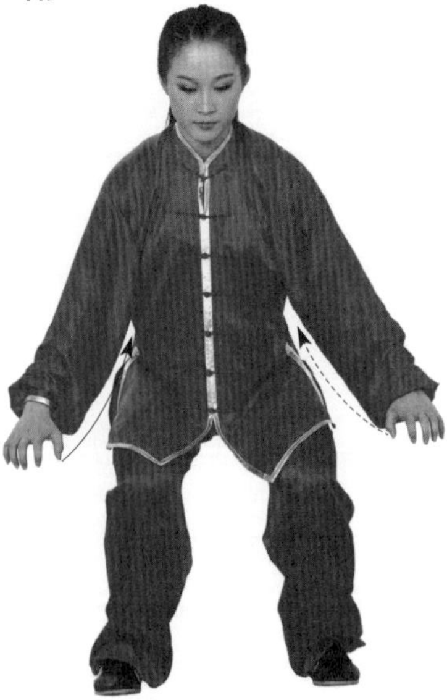

圖2-21

4. 隨後，兩虎爪沿兩大腿外側收置肋側，同時，兩腿伸膝。接著，兩虎爪握空拳，沿體側向上提至腋前胸側，拳眼貼胸側。（圖2–22、圖2–23）

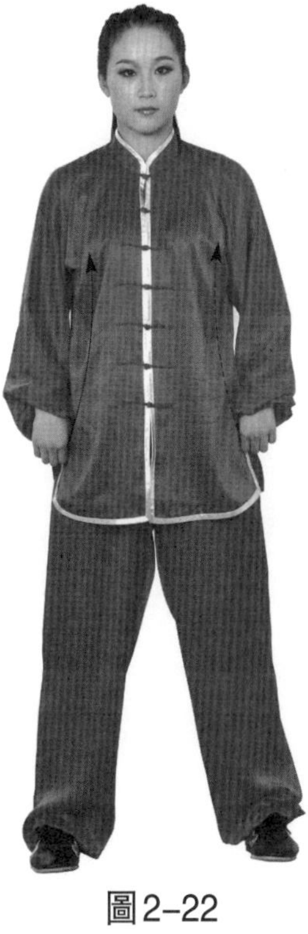

圖2–22

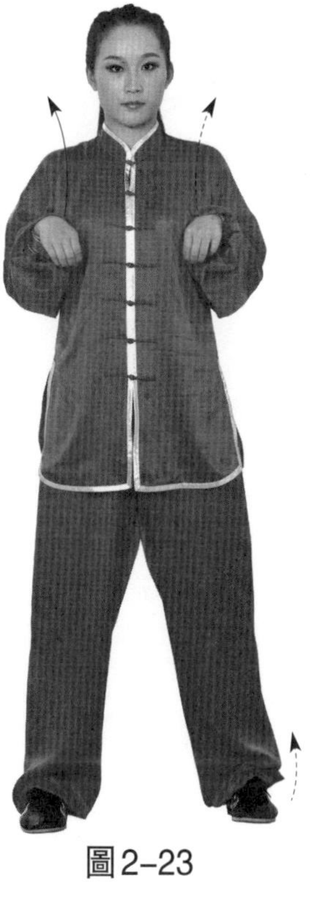

圖2–23

5. 左腿屈膝，緩緩提起。兩拳上舉。（圖2–24）

6. 左腳向前邁出一步，腳跟著地，腳前掌上翹；右腿屈膝下蹲，成左虛步。同時，上體前傾，兩拳變「虎爪」向前、向下撲至膝前兩側，爪心向下。目視下方。（圖2–25）

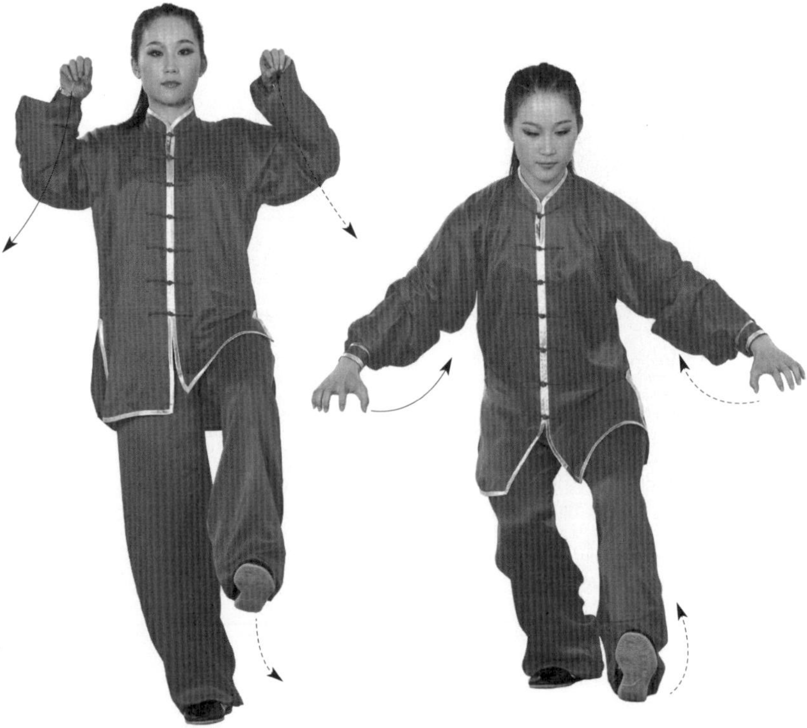

圖2–24　　圖2–25

7. 隨後，上體抬起，左腳收回，開步站立。兩「虎爪」自然下落於體側。（圖2–26）

8. 接著做右腳成虛步的動作，方法與上述動作相同，唯左右提膝方向相反。（圖2–27～圖2–36）

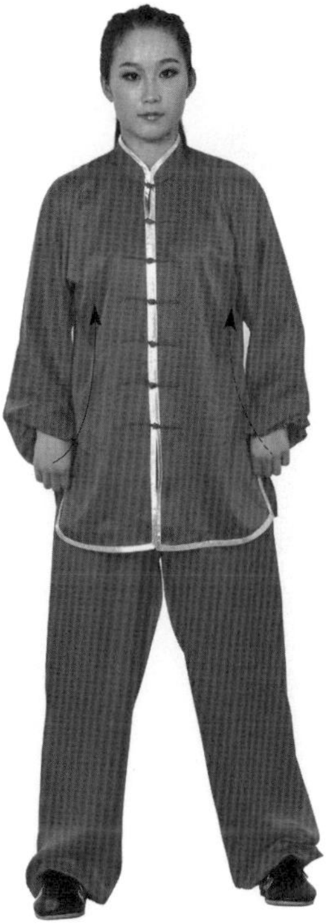

圖2–26

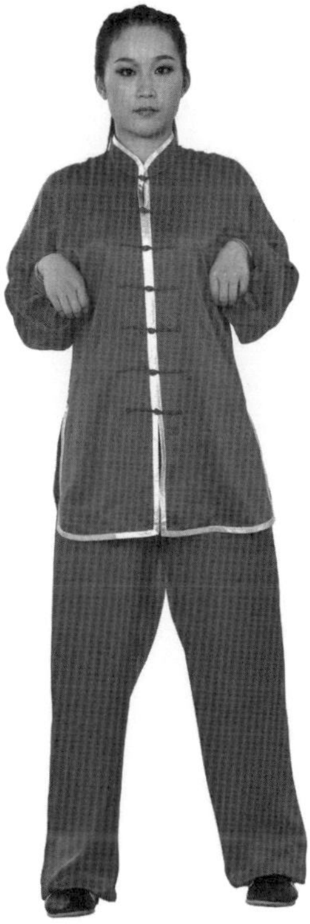

圖2–27

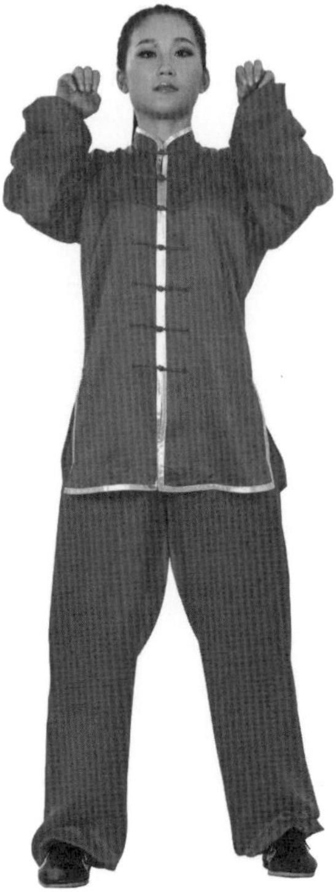

圖2-28

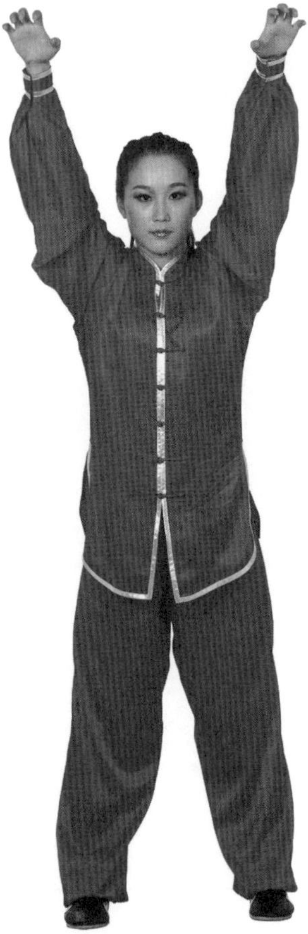

圖2-29

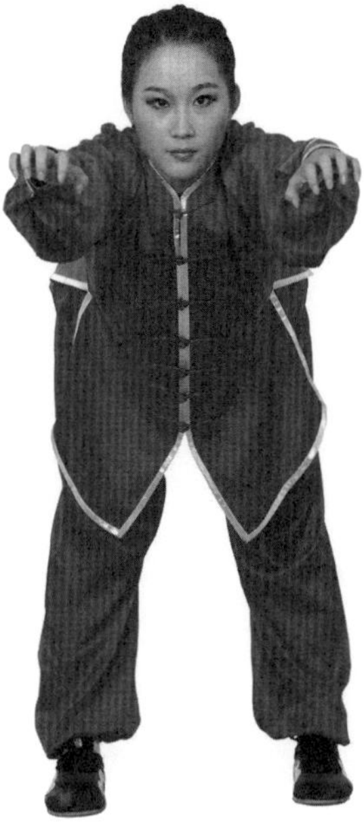

圖2-30

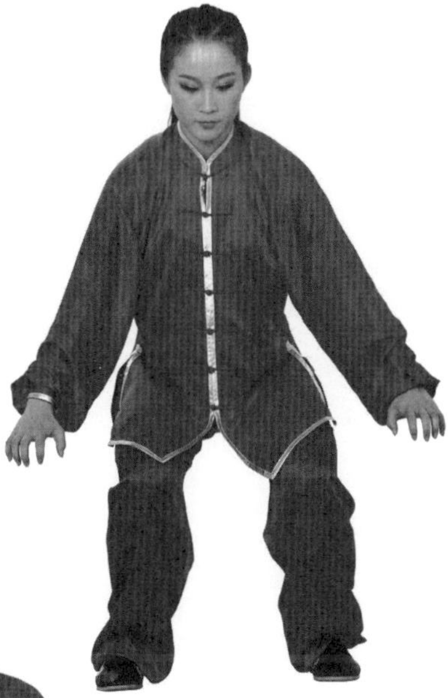

圖2-31

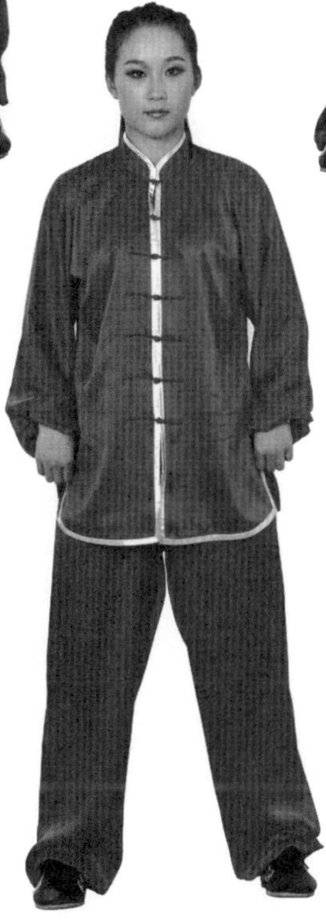

圖2-32

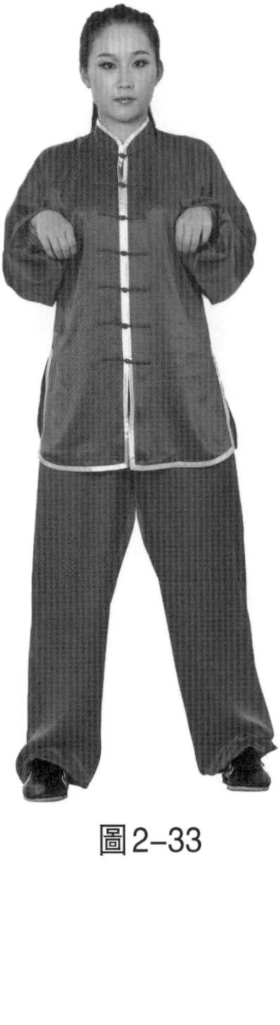

圖2-33

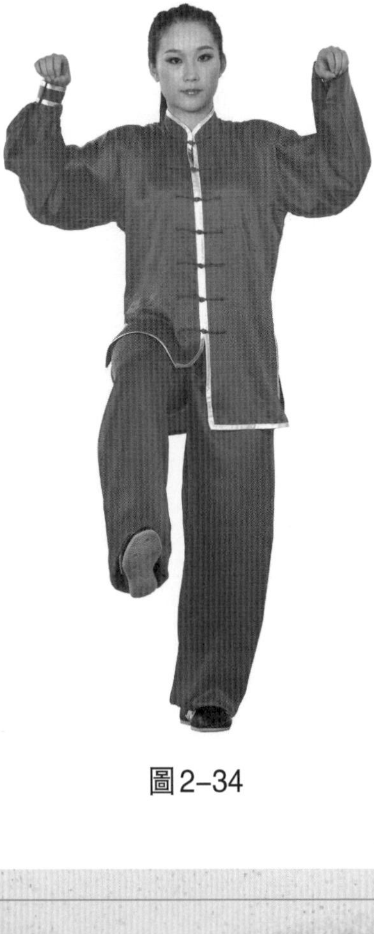

圖2-34

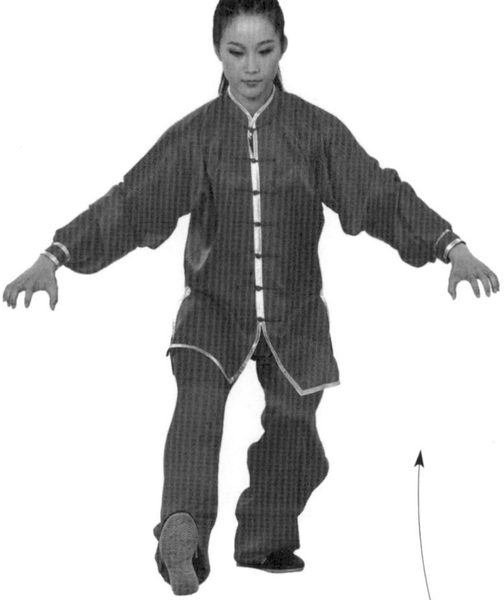

圖2-35

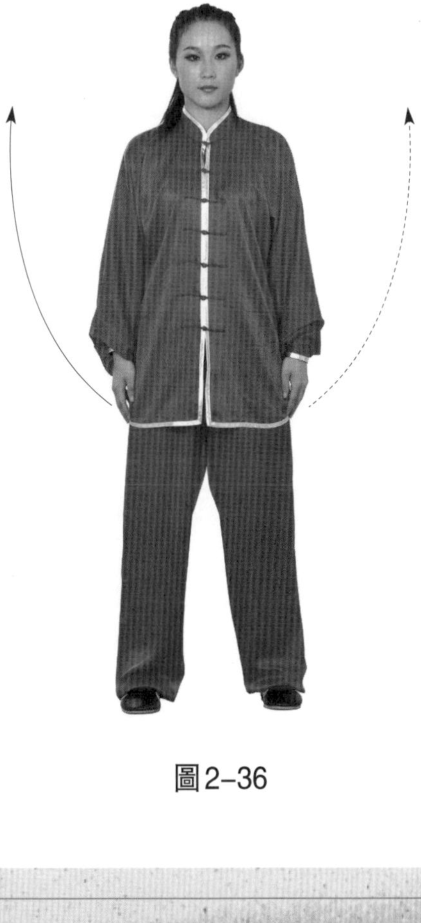

圖2-36

9. 重複圖2–16至圖2–36動作一遍後，兩掌向身體側前方舉起，與胸同高，掌心斜相對，掌尖向前。目視前方。（圖2–37）

10. 兩臂屈肘，兩掌內合、下按，自然垂於體側。目視前方。（圖2–38～圖2–40）

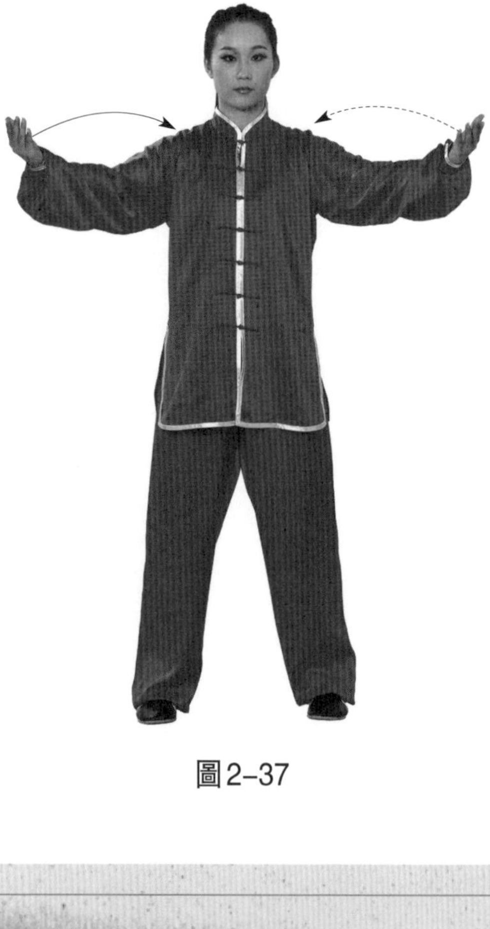

圖2–37

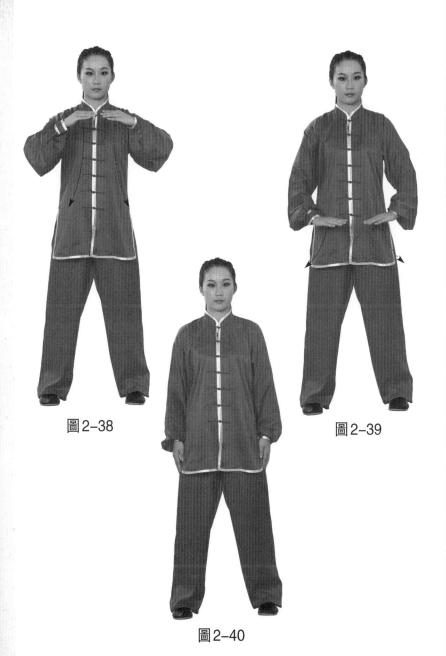

圖2-38

圖2-39

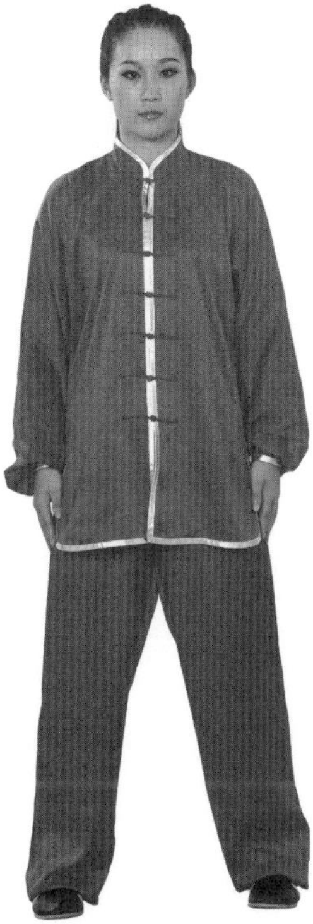

圖2-40

【要點】

1. 上體前俯，兩掌盡力前伸，而臀部向後引，充分伸展脊柱。

初作「虎撲」時，如果兩臂不夠伸展，腰脊上凸，就會形成彎腰、彎膝，引腰伸展度不夠。糾正方法是兩臂儘量前伸，作長引腰。

2. 「虎爪」和握拳兩種手形的變化過程是：兩掌前伸抓撲時，拳變「虎爪」，力達指尖，由柔轉剛；兩掌向裡畫弧回收時，「虎爪」屈攏，輕握空拳，由剛轉柔。

3. 身體前挺展開時，兩掌要注意後伸，運行路線要成弧形，協助身體完成屈伸蠕動。

初學者最容易出現身體由折彎到展開不夠充分，兩手配合不夠協調。

4. 屈膝下蹲、收腹含胸要與伸膝、送髖、挺腹、後仰動作過程連貫，使脊柱形成由折疊到展開的蠕動，兩掌下按上提要與之配合協調。

5. 虛步下撲時，速度可加快，先柔後剛，配合快速深呼氣，氣由丹田發出，以氣催力，力達指尖，表現出虎的威猛。邁步時，兩腳橫向間距離要保持一定寬度，適當增大穩定角度。

6. 中老年習練者和體弱者，可根據情況適當減小動作幅度。

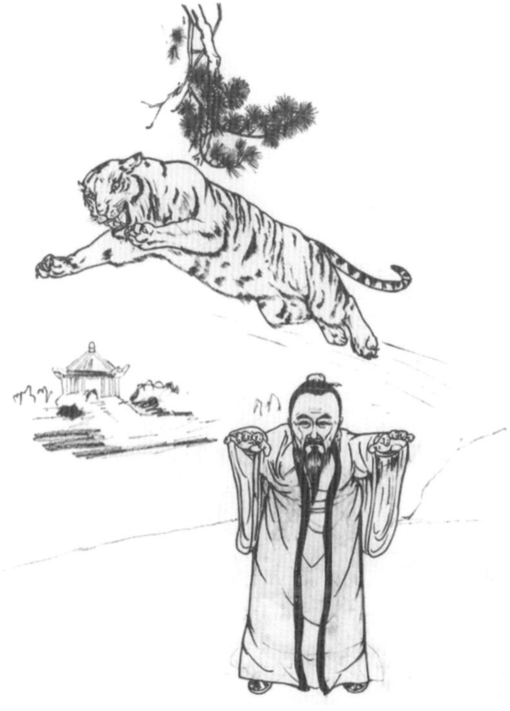

三 鹿　戲

「鹿戲」有兩勢，一是「鹿抵」，一是「鹿奔」。「鹿抵」勢中手臂的運行路線和手指的相應變化，「鹿奔」勢中提腿前邁的步幅，握拳扣腕的手形變化，重心的前後移動，富有彈性的換步，以及不僵不滯的動作，都充分體現了鹿戲的輕盈安舒。

仿效鹿的動作特點和神態特徵來練功，可獲填精益髓、延緩衰老之效，可收振奮陽氣、強腰壯脊之功。

（一）手 形

鹿角：拇指伸直外張，食指、小指伸直，中指、無名指彎曲內扣。（圖3-1）

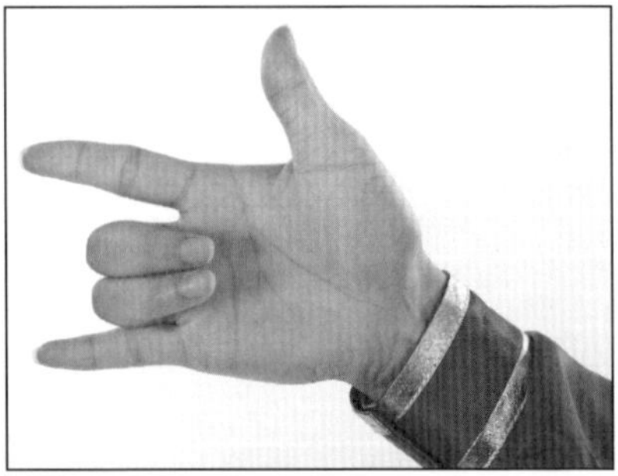

圖3-1

（二）鹿抵勢

【練法】

1. 正身開步而立，兩掌自然下垂。全身放鬆，自然呼吸。（圖3–2）

2. 兩腿微屈，身體重心移至右腿；左腳經右腳內側向左前方邁步，腳跟著地，腳掌上

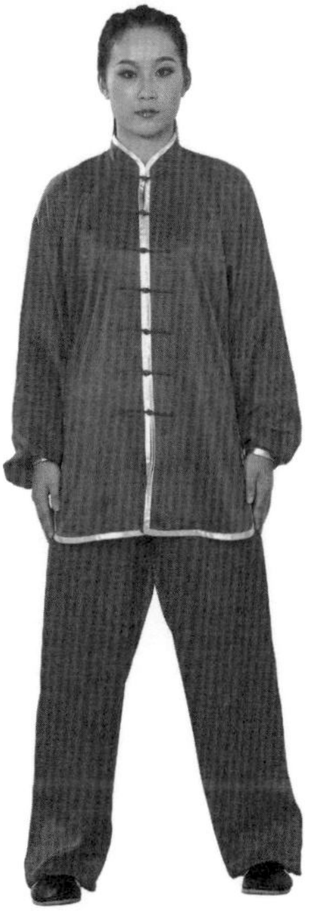

圖3–2

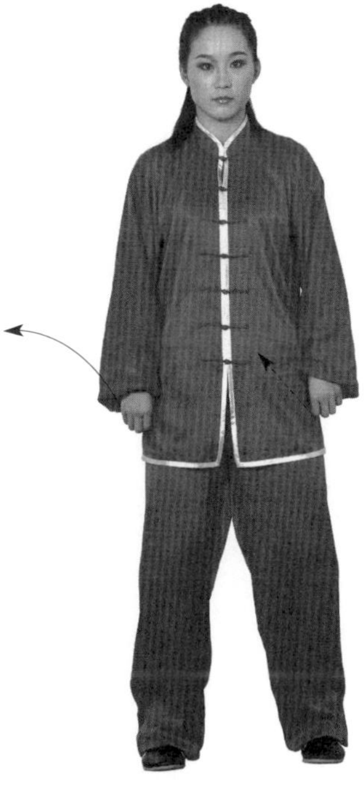

圖3–3

翹，成左虛步。同時，身體稍右轉，兩掌握空心拳，向右側擺起，拳心向下，高與肩平。目隨手動，轉視右拳。（圖3-3～圖3-5）

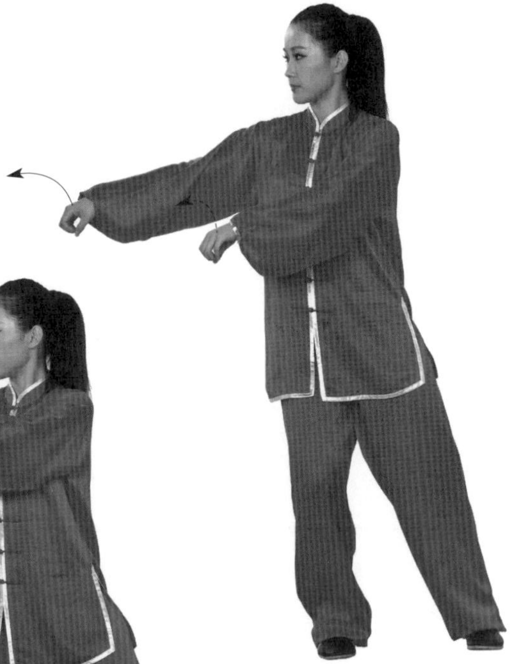

圖3-4

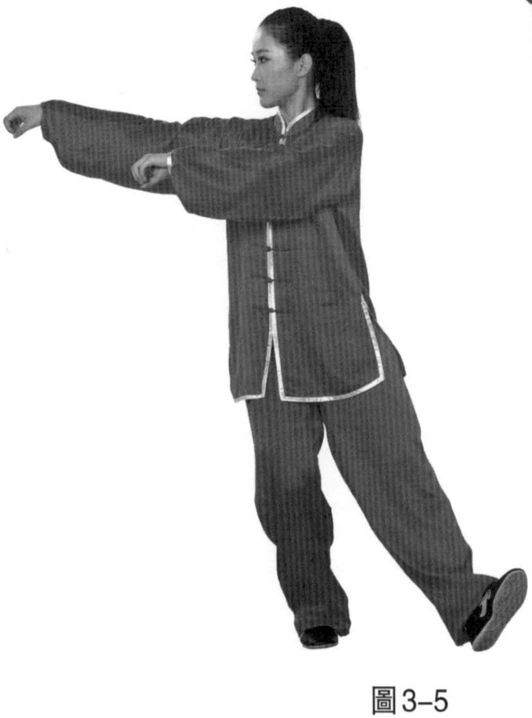

圖3-5

3. 身體重心前移，左腳尖外展踏實；右腿伸直踏實。同時，身體左轉，兩掌成「鹿角」，向上、向左、向後畫弧，掌心向外，指

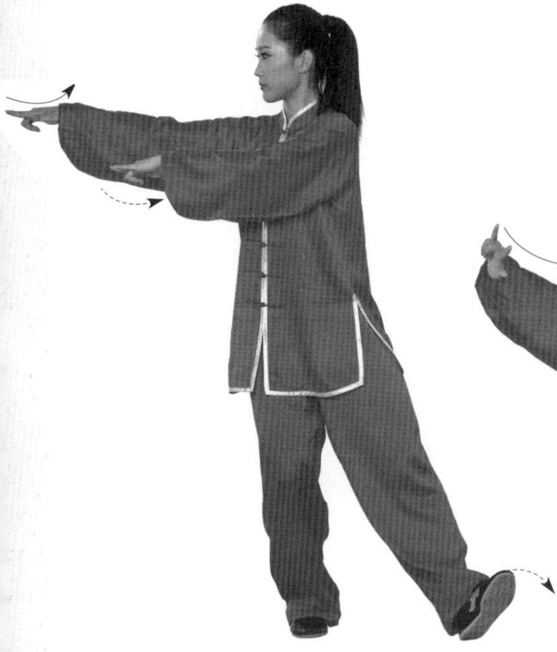

圖3–6

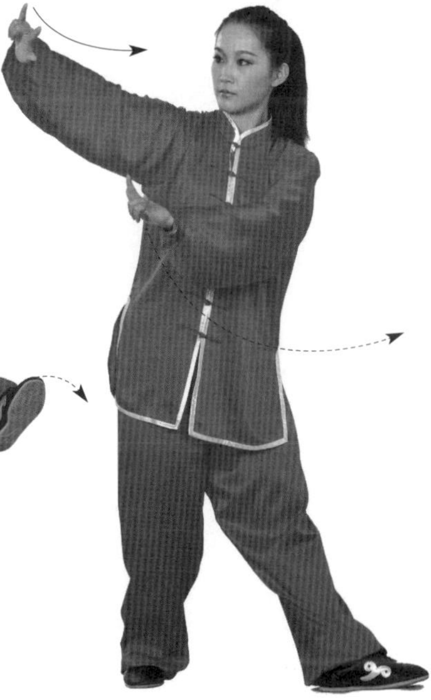

圖3–7

尖向後，左臂彎曲外展平伸，肘抵靠左腰側；右臂舉至頭前，向左後方伸抵，掌心向外，指尖向後。目視右腳跟。（圖3-6～圖3-8）

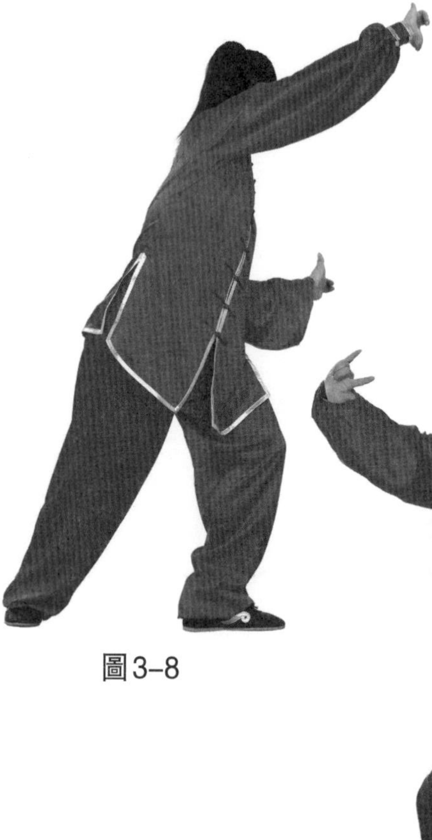

圖3-8

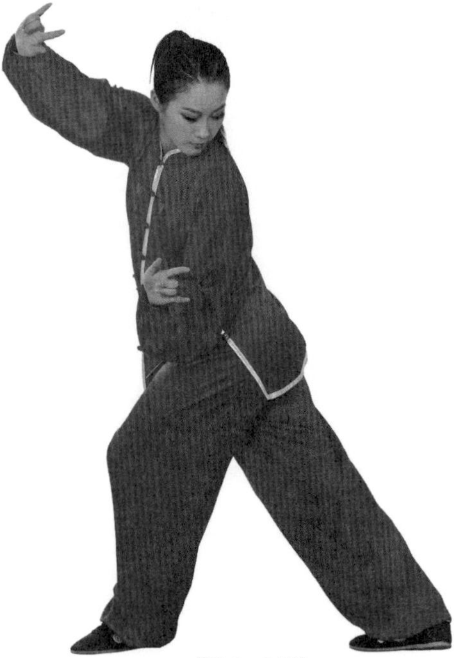

圖3-8附

4. 隨後，身體右轉，開始做右側動作，方法與左側相同，唯方向相反。（圖 3-9～圖 3-15）

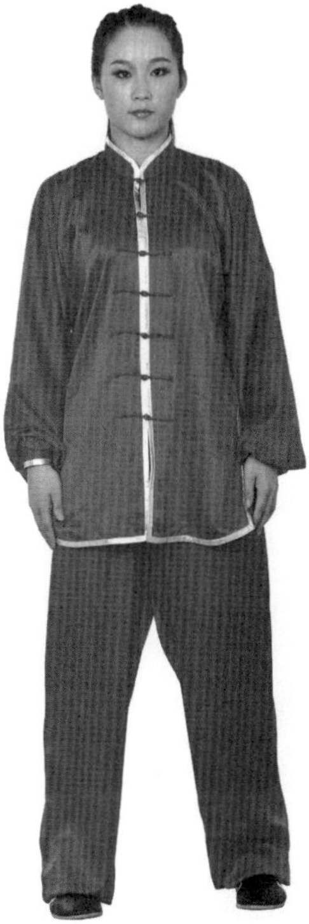

圖3-9

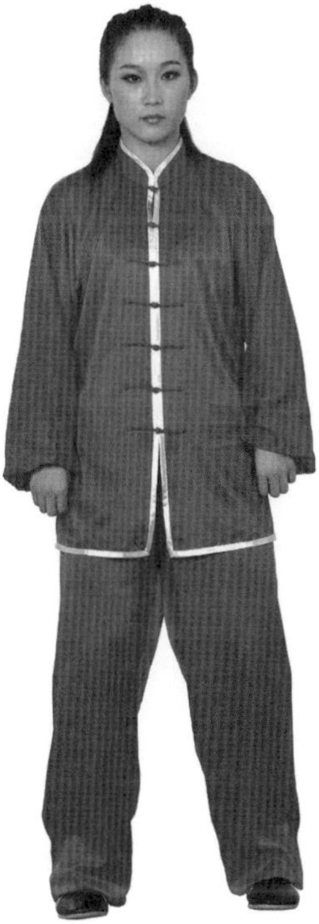

圖3-10

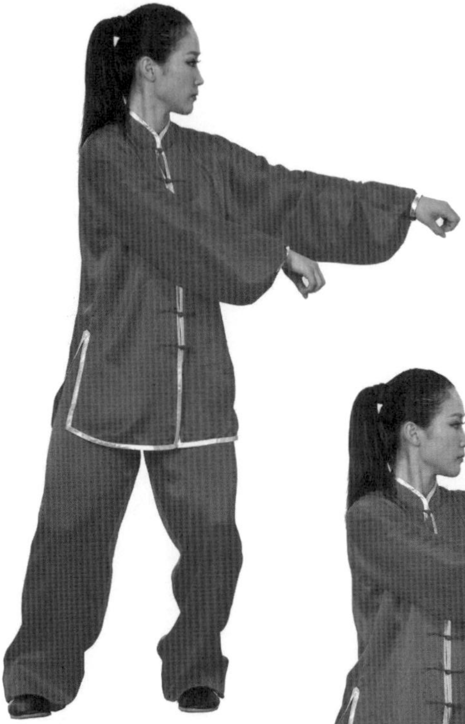

圖3-11

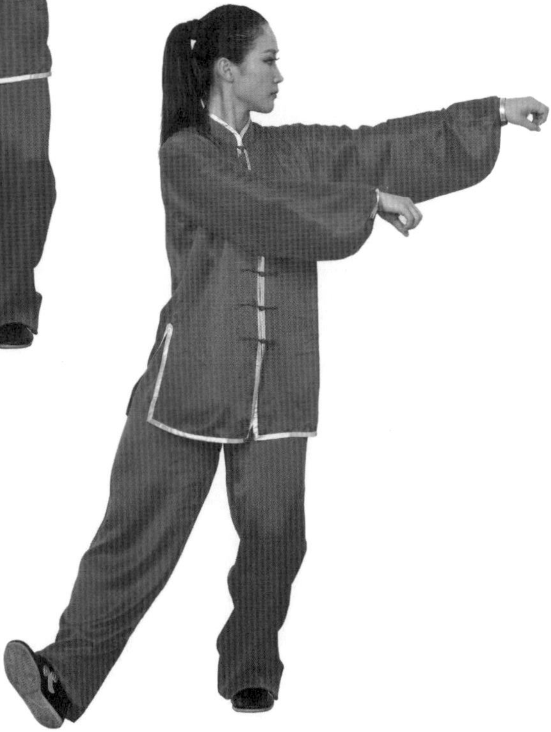

圖3-12

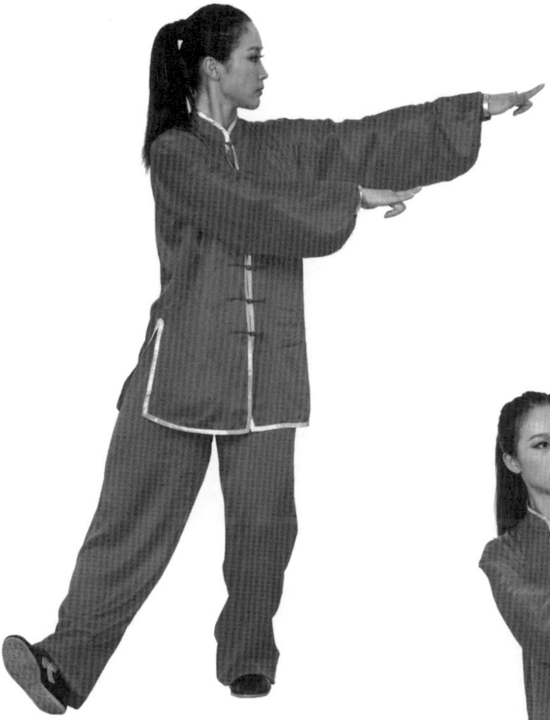
圖3-13

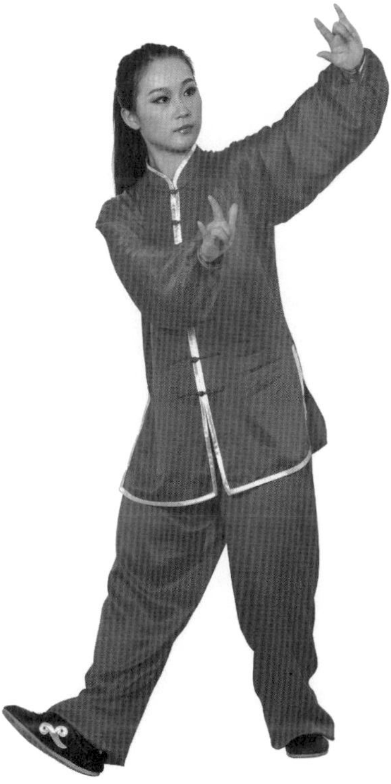
圖3-14

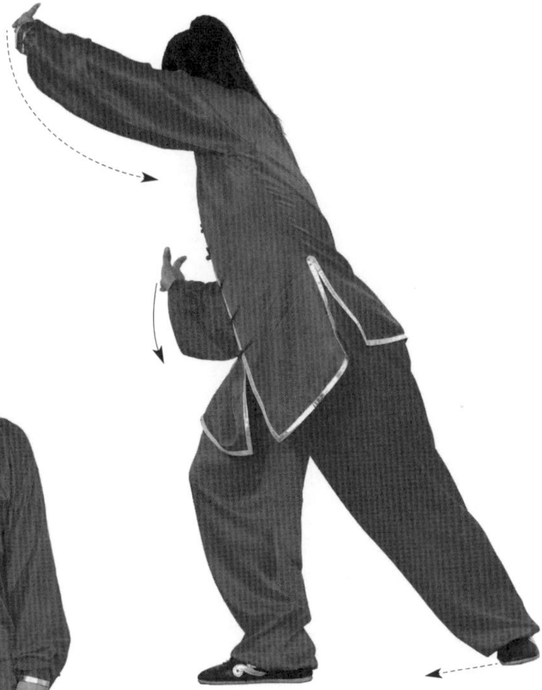

圖3–15

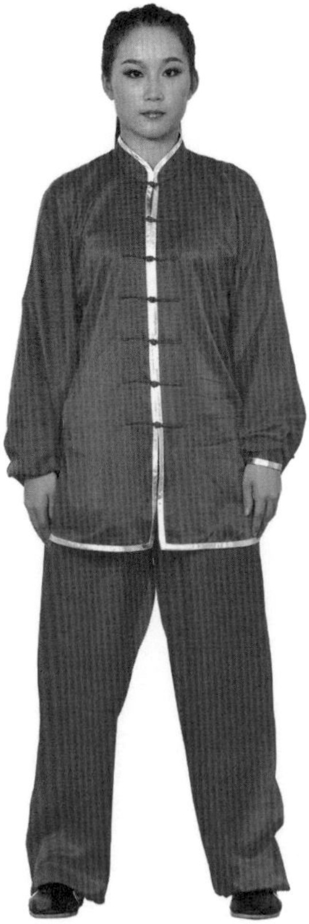

圖3–16

重複上述動作一遍。然後放下兩手成掌，自然站立收勢。（圖3–16）

【要點】

1. 初學時，在落腳時常常全腳掌踏地，腳尖沒有外展幅度，這是不對的。練習者要注意腳跟先落地，腳尖外展帶動膝部屈弓。

2. 身體側屈幅度不夠，眼看不到後腳跟，也是易犯的錯誤。練習者要注意後腿沉髖，有助於上體正直，可加大腰部擰轉幅度，目視後腳跟。

3. 腰部側屈擰轉，側屈的一側腰部要壓緊，另一側腰部則藉助上舉手臂後伸，得到充分牽拉，身體不能過於前傾。重心前移，增加前腿膝關節彎曲度，同時加大上舉手臂向後下方伸展的幅度。

4. 後腳腳跟要蹬實，固定下肢位置，加大腰、腹部的擰轉幅度，運轉尾閭，目視後腳跟部。

5. 動作可配合呼吸，兩掌向上畫弧擺動時吸氣，向後伸抵時呼氣。

（三）鹿奔勢

【練法】

1. 由開步勢起，左腳向前跨一步，屈膝；右腿伸直，成左弓步。同時，兩手握成空心拳，向上、向前畫弧至體前，屈腕，高與肩平，與肩同寬，拳心向下。目視前方。（圖 3-17～圖 3-21）

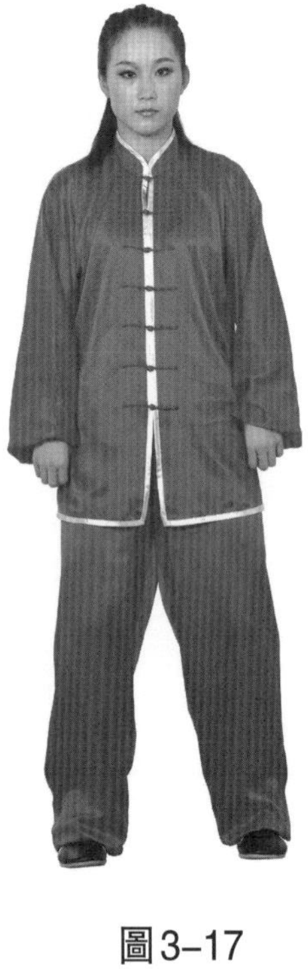

圖3-17

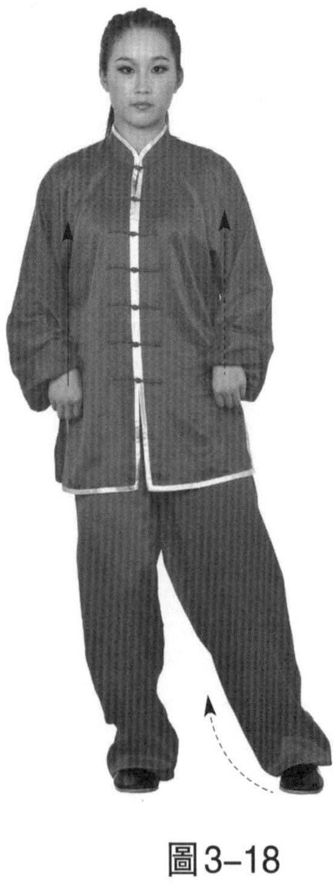

圖3-18

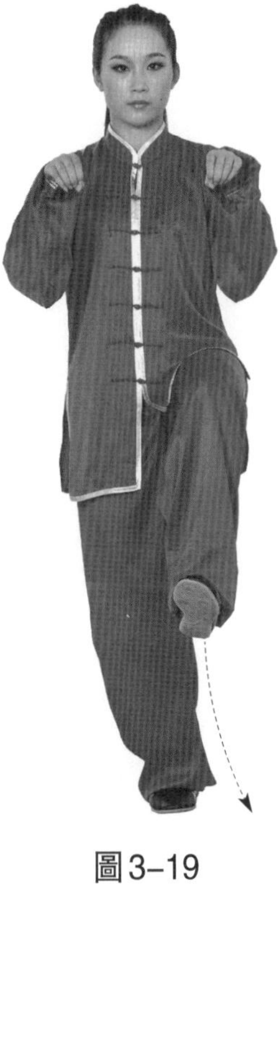

圖3–19

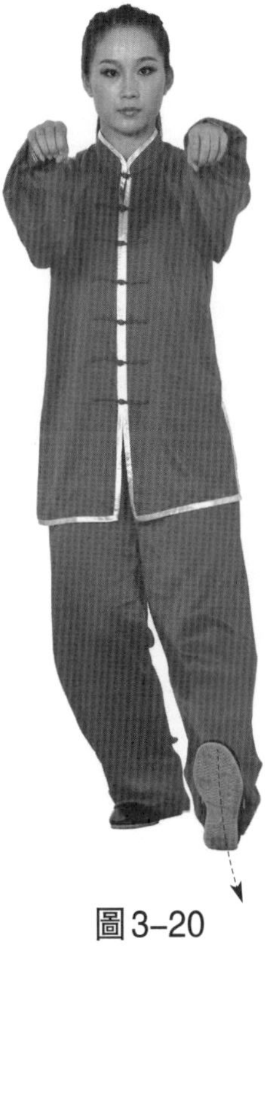

圖3–20

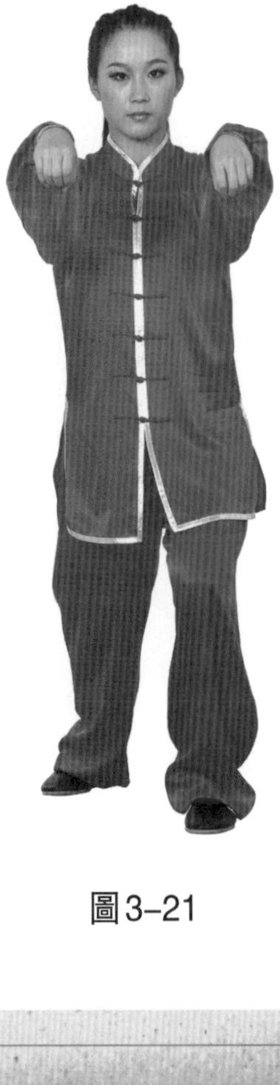

圖3–21

2. 身體重心後移，左膝伸直，左腳全腳掌著地；右腿屈膝，低頭，弓背，收腹。同時，兩臂內旋，兩拳鬆開成掌前伸，掌背相對，拳變「鹿角」。（圖3-22）

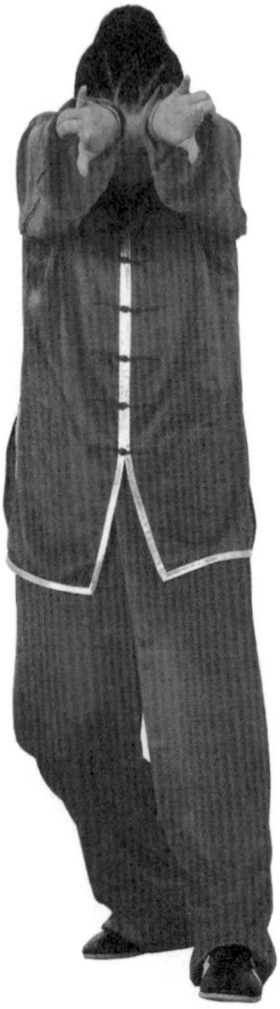

圖3-22

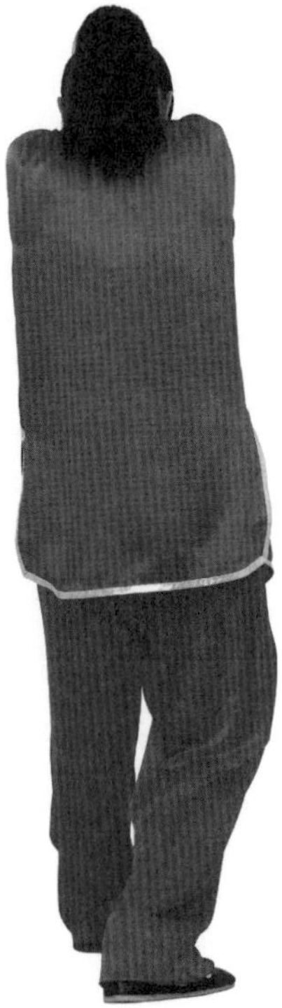

圖3-22背面

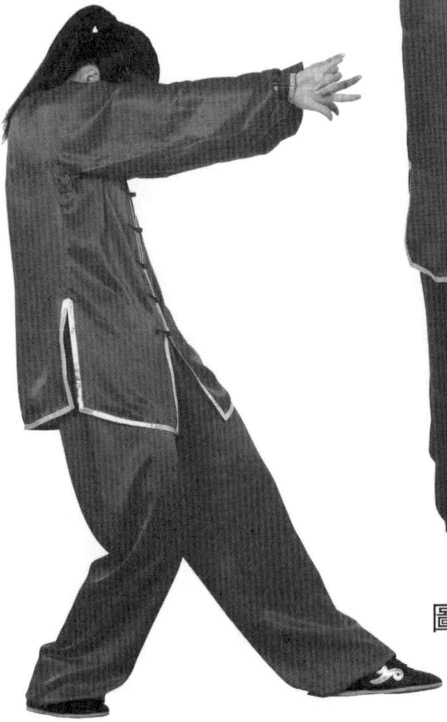

圖3-22側面

3. 身體重心前移，上體抬起，右腿伸直；左腿屈膝，成左弓步。鬆肩沉肘，兩臂外旋，「鹿角」變空拳，高與肩平，拳心向下。目視前方。（圖3-23）

4. 左腳收回變小換步。兩拳回落於體側。目視前方。（圖3-24）

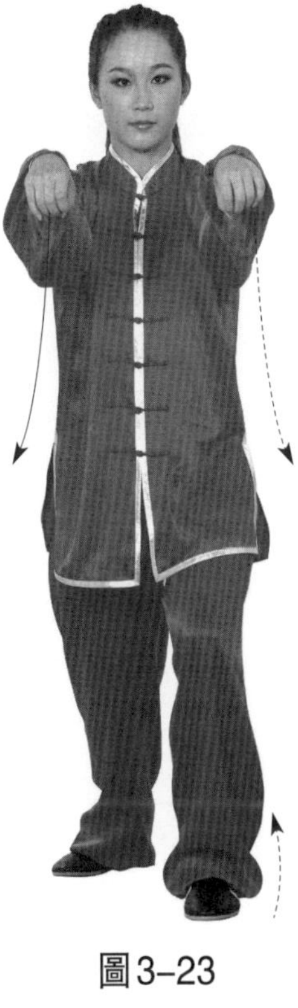

圖3-23

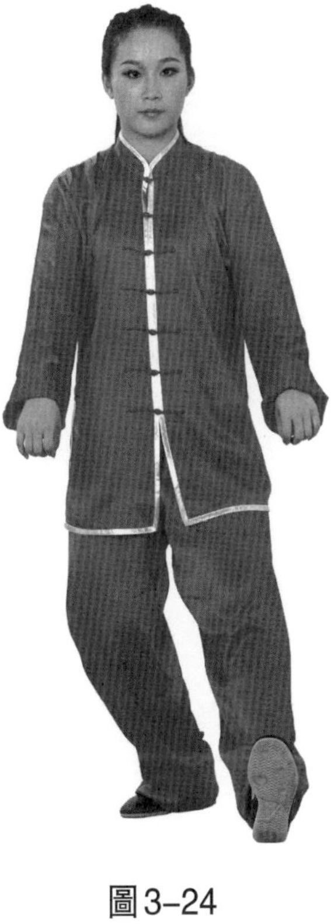

圖3-24

5. 接著做右側動作，方法與左側相同，唯方向相反。（圖3-25～圖3-31）

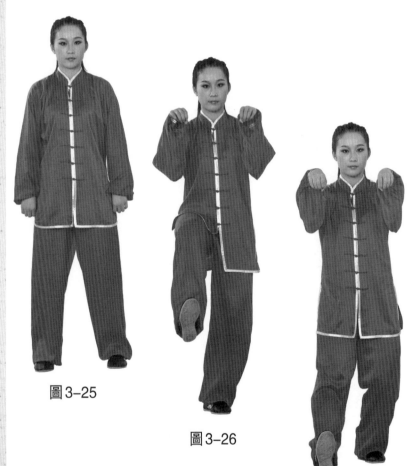

圖3-25

圖3-26

圖3-27

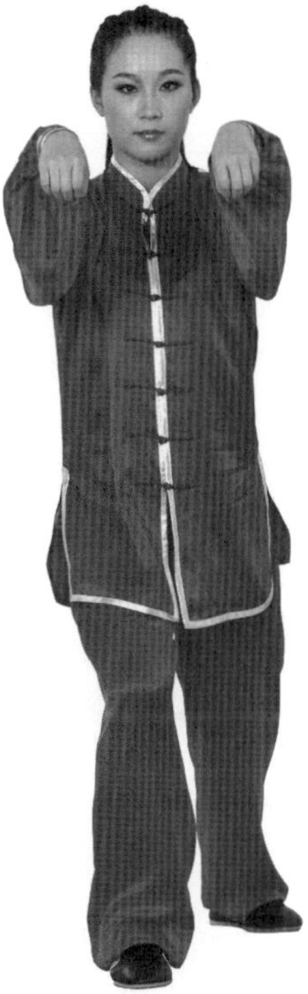

圖3–28

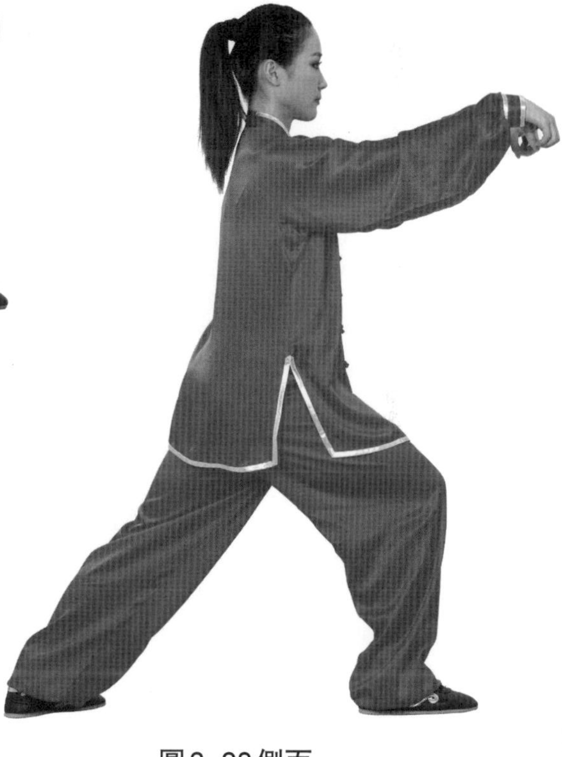

圖3–28側面

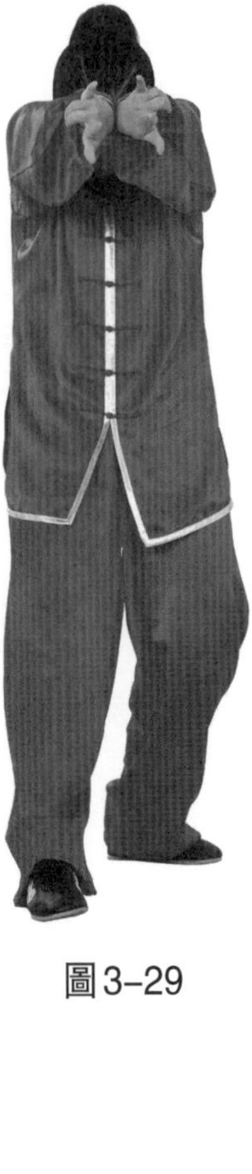

圖3-29

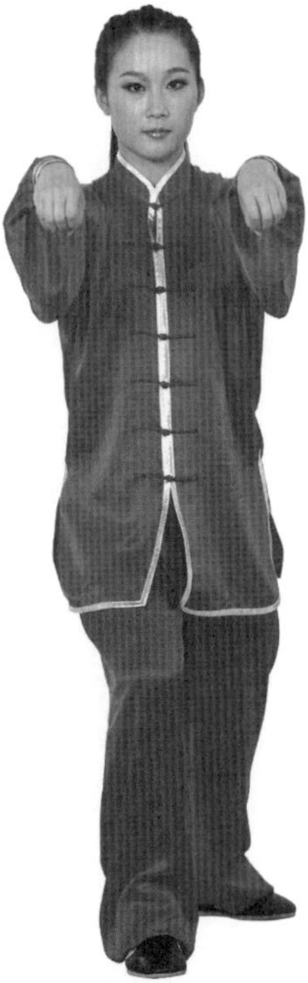

圖3-30

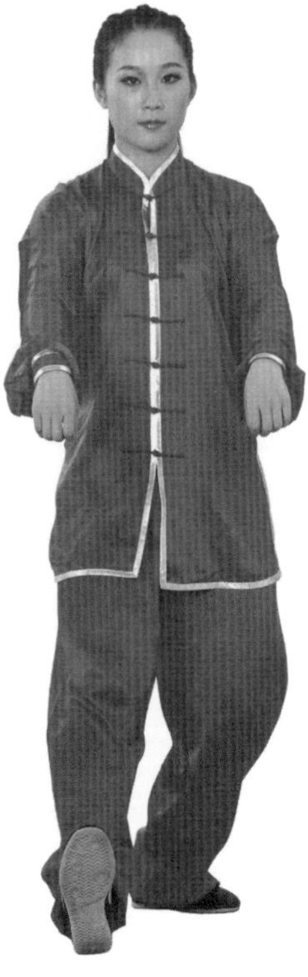

圖3-31

6. 重複上述動作一遍後，兩掌自然垂於體側。目視前方。（圖3-32）

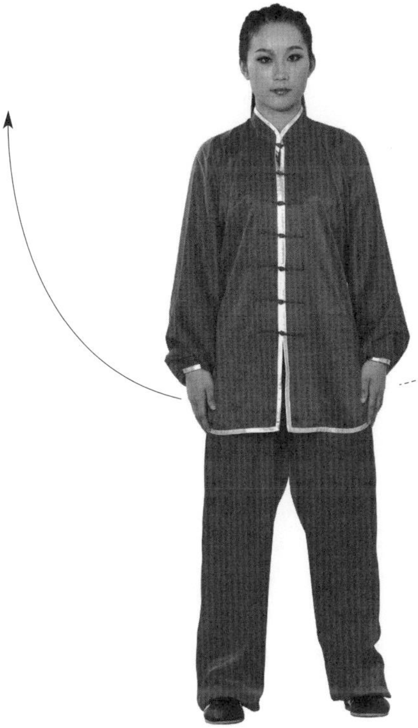

圖3-32

7. 兩掌向身體側前方舉起，與胸同高，掌心斜相對，虎口向上。目視前方。（圖3-33）

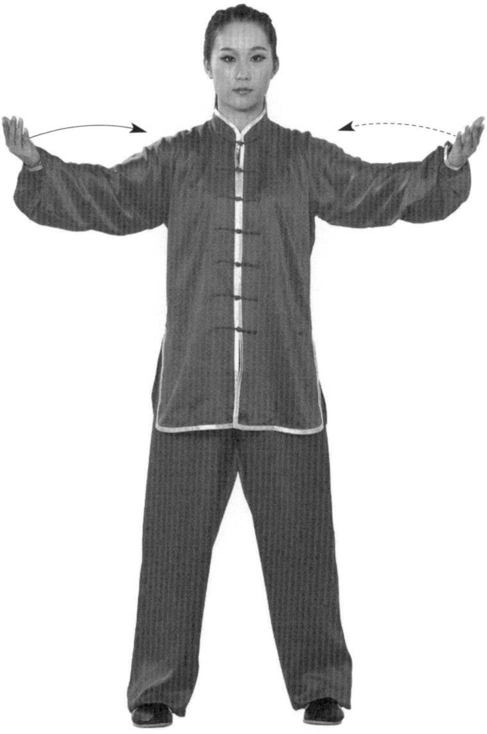

圖3-33

8. 兩臂屈肘，兩掌內合、下按，經小腹前側落，自然垂於體側。目視前方。（圖3–34～圖3– 36）

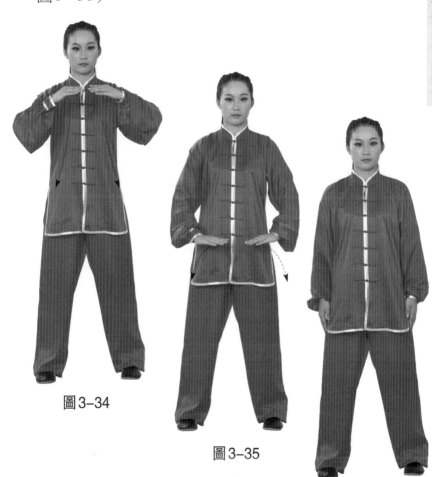

圖3–34

圖3–35

圖3–36

【要點】

1. 提腿前跨要有弧度，落步輕靈，體現鹿的安舒神態。初學時，落步後往往兩腳成一直線，重心不穩，上體緊張歪扭。此時要注意腳提起後，向同側肩部正前方跨步，保持兩腳橫向寬度。

2. 身體後坐時，兩臂前伸，胸部內含，背部形成「橫弓」狀；頭前伸，背後拱，腹收縮，臀內斂，軀幹形成「豎弓」狀，使腰、背部得到充分伸展和拔長。

3. 初學時，如果背部「橫弓」與軀幹「豎弓」不夠明顯，此時應加大兩肩內旋幅度，增大收胸程度，頭、髖前伸，收腹後頂，以增大軀幹的後彎幅度。

4. 動作可配合呼吸。身體後坐時，配合吸氣。重心前移時，配合呼氣。

四 熊　戲

「熊戲」以「熊運」和「熊晃」兩勢來模仿熊的憨厚沉穩、鬆靜自然的神態特點。

其練法外動內靜，外剛內柔，可起到內調脾胃、外健四肢的養生作用。

（一）手 形

熊掌：拇指壓在食指指端上，其餘四指併攏彎曲，虎口撐圓。（圖4–1）

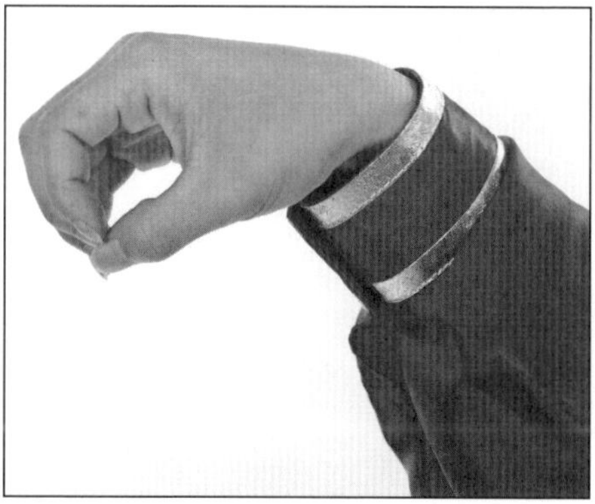

圖4–1

（二）熊運勢

【練法】

1. 從開步勢開始，兩掌握空心拳成「熊掌」，拳眼相對，垂於下腹部。（圖4–2、圖4–3）

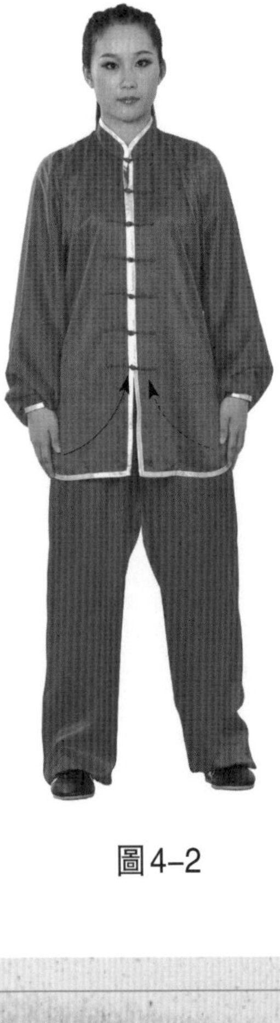

圖4–2

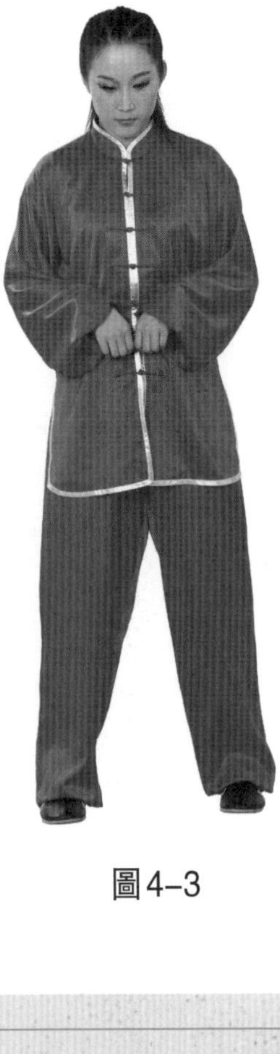

圖4–3

2. 以腰、腹為軸，上體做順時針搖晃。同時，以兩肩膀的搖晃帶動兩拳隨之沿右肋部、上腹部、左肋部、下腹部畫圓；目隨上體搖晃、環視。（圖4–4～圖4–9）

重複上述動作一遍。

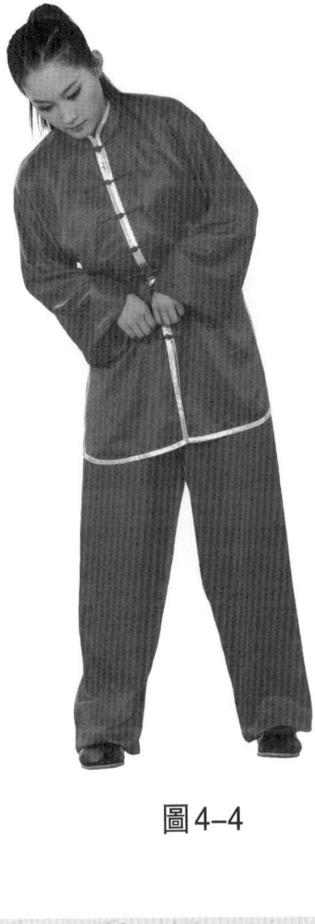

圖4–4

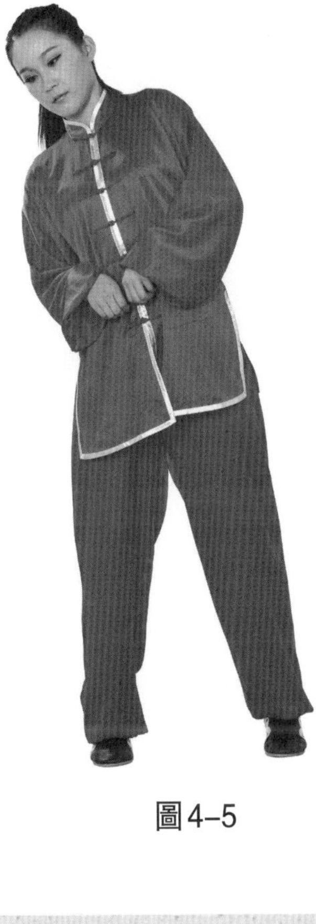

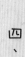

圖4–5

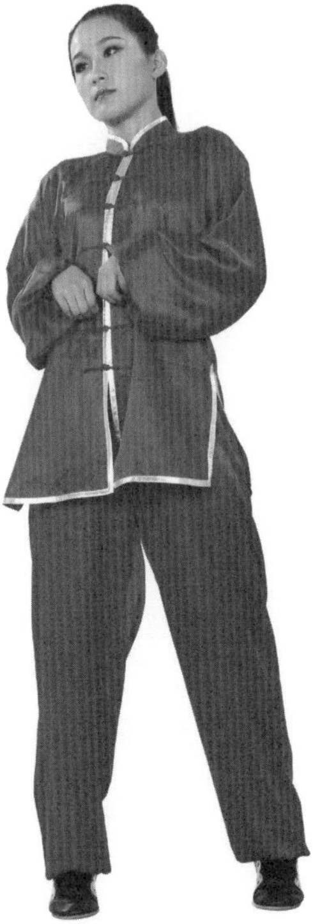

圖4–6

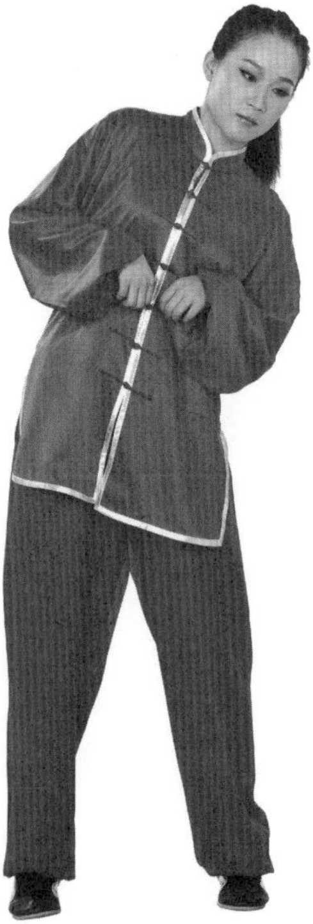

圖4–7

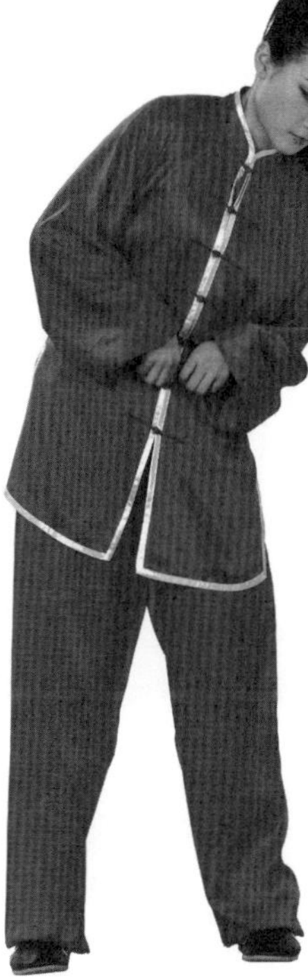

圖4–8

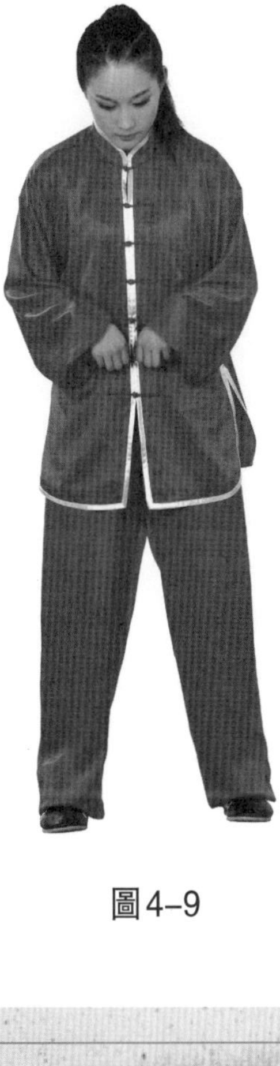

圖4–9

3. 然後，上體做逆時針搖晃，兩拳隨之畫圓。動作方法同前，唯方向相反。（圖4–10～圖4–14）

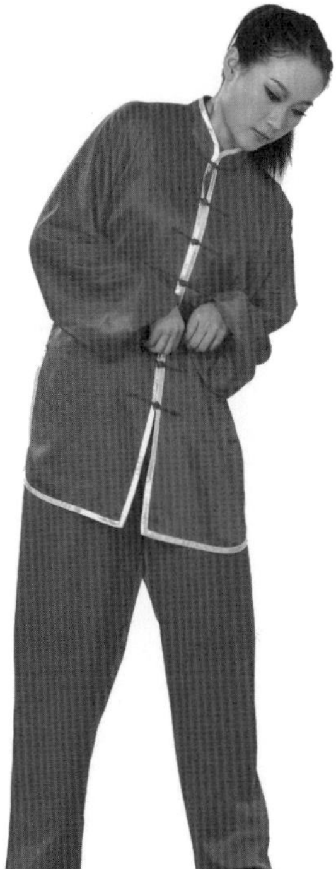

圖4–10

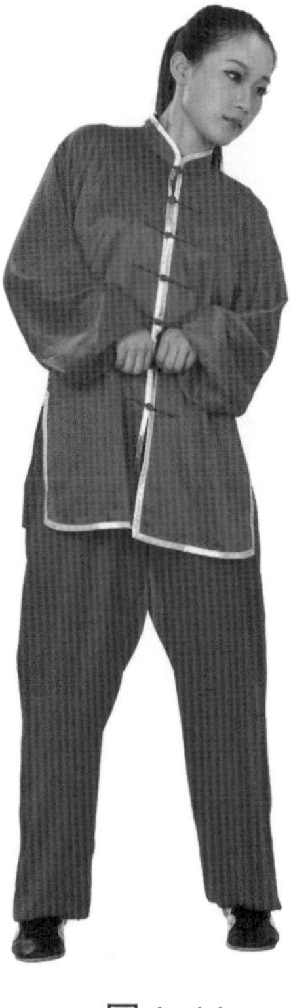

圖4–11

圖4-12

圖4-13

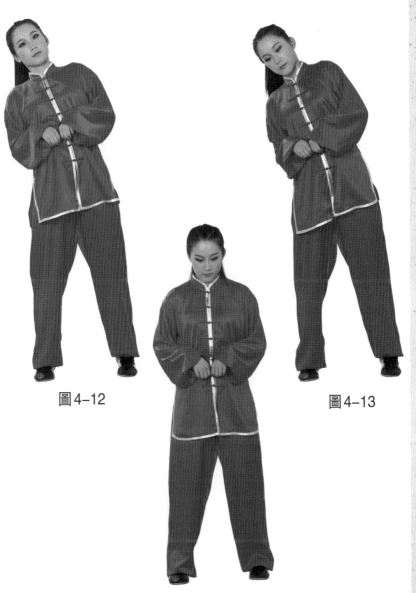

圖4-14

4. 重複一遍後，兩拳變掌下落，自然垂於體側。目視前方。（圖4–15）

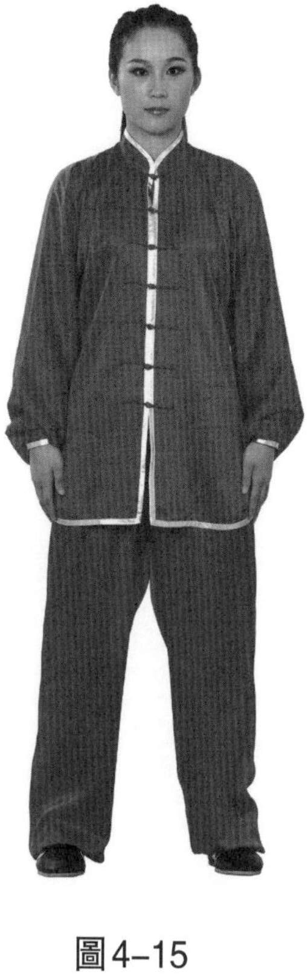

圖4–15

【要點】

1. 兩「熊掌」畫圓應隨腰、腹部的搖晃而被動牽動，要協調自然。

2. 初學時易犯錯誤：一是兩掌貼腹太緊，或主動畫圓成摩腹動作，沒有隨腰、腹部的轉動協調地進行畫圓擺動；二是以腰、胯為軸進行轉動，或身體搖晃幅度過大。

糾正方法是：肩肘放鬆，兩掌輕附於腰、腹，體會用腰腹的搖晃來帶動兩手運行；相對固定腰、胯位置，身體搖晃時，在意念上是做立圓搖轉。因此，當向上搖晃時，做提胸收腹，充分伸展腰、腹；向下搖晃時，做含胸鬆腹，擠壓脾、胃、肝等中焦區域的內臟器官。

3. 兩「熊掌」畫圓是外導，腰、腹搖晃為內引，意念內氣在腹部丹田運行。

4. 動作可配合呼吸，身體上提時吸氣，身體前俯時呼氣。

（三）熊晃勢

【練法】

1. 從開步勢開始，身體重心右移，左髖上提，牽動左腳離地，再微屈左膝。兩掌握成「熊掌」向左右提起。目視左前方。（圖4-16）

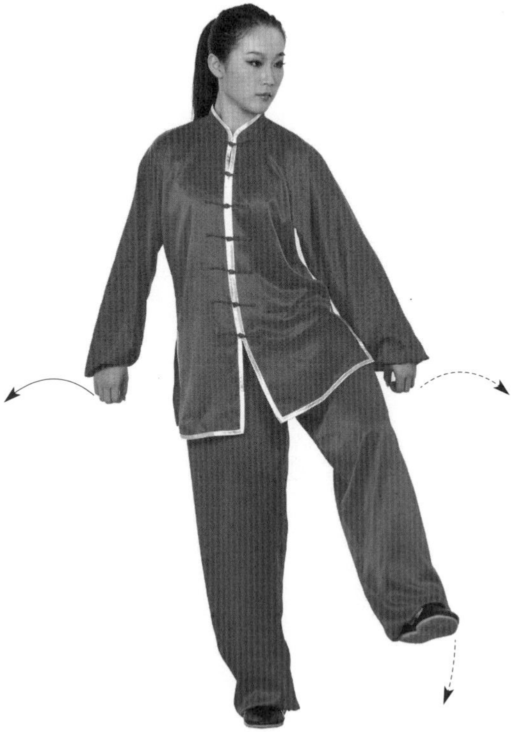

圖4-16

2. 身體重心前移，左腳向左前方落地，全腳掌踏實，腳尖向前。右腿伸直，身體右轉。左臂內旋前靠，左拳擺至左膝上方，拳心向左。右拳擺至體後，拳心向後。目視左前方。（圖4–17）

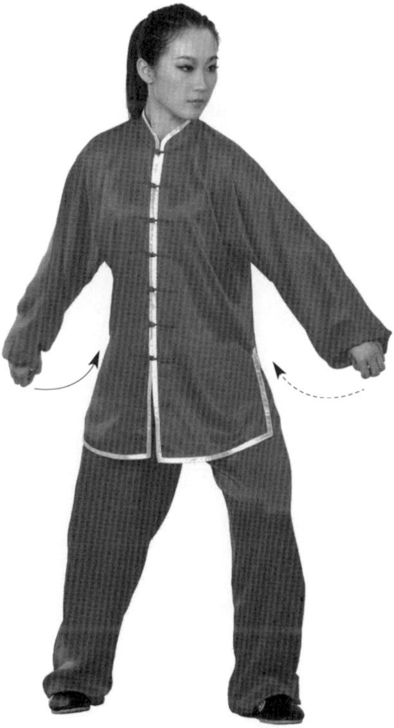

圖4–17

3. 身體左轉，重心後坐，右腿屈膝。左腿伸直。擰腰晃肩，帶動兩臂前後弧形擺動。右拳擺至左膝前上方，拳心向右。左拳擺至體後，拳心向後。目視左方。（圖4–18）

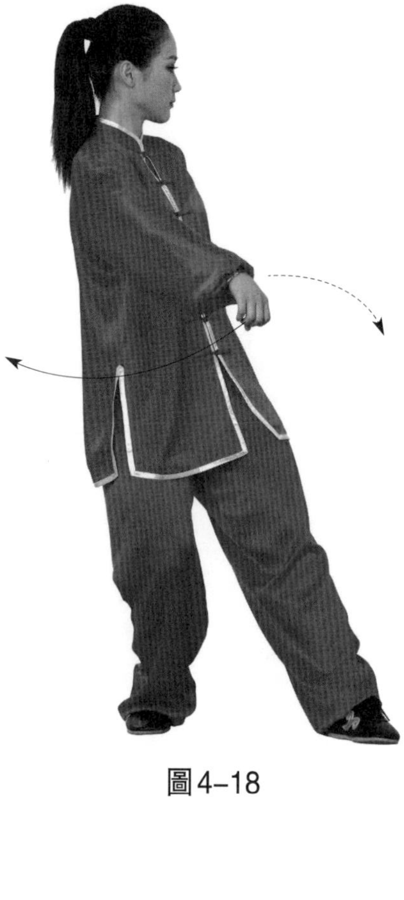

圖4–18

4. 身體右轉，重心前移，左腿屈膝。右腿伸直。同時，左臂內旋前靠，左拳擺至左膝前上方，拳心向左；右拳擺至體後，拳心向後。目視左前方。（圖4-19）

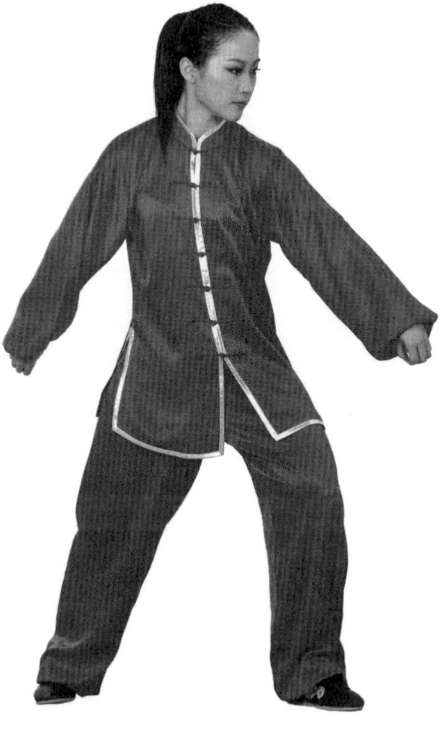

圖4-19

5. 然後，換做右勢，動作與左勢相同，唯方向相反。（圖4–20～圖4–23）

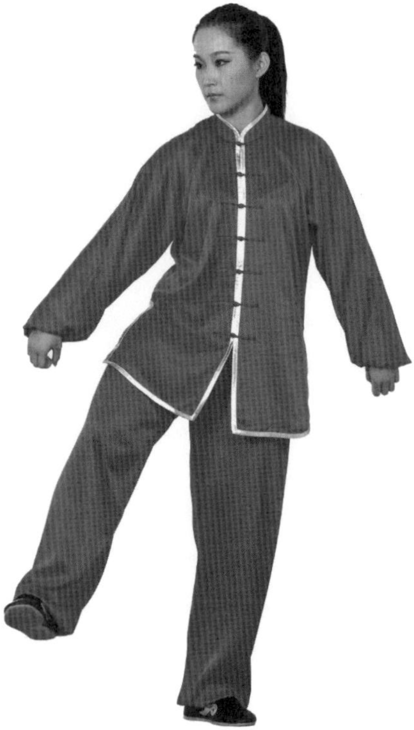

圖4–20

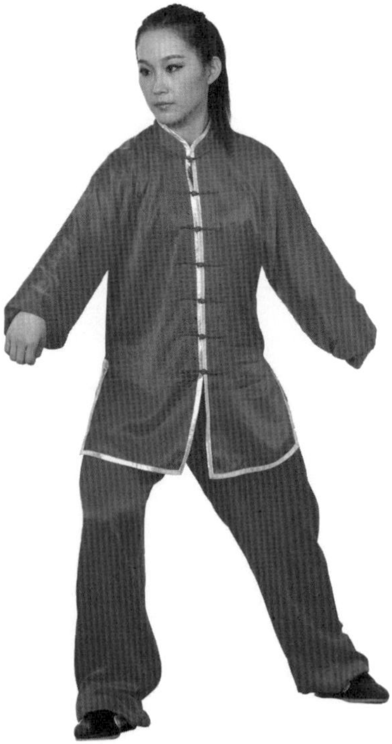

圖4–21

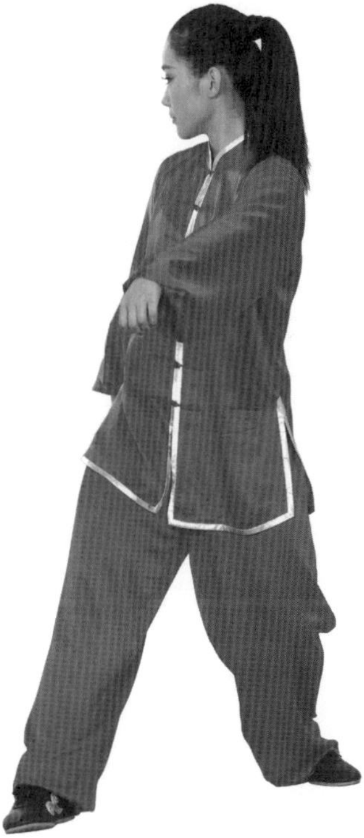

圖4-22

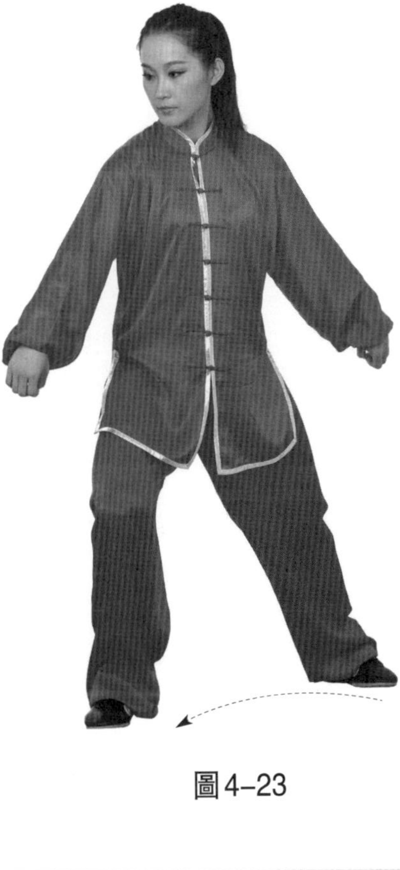

圖4-23

6. 重複上述動作一遍後，左腳上步，開步站立。同時，兩掌自然垂於體側。（圖4–24）

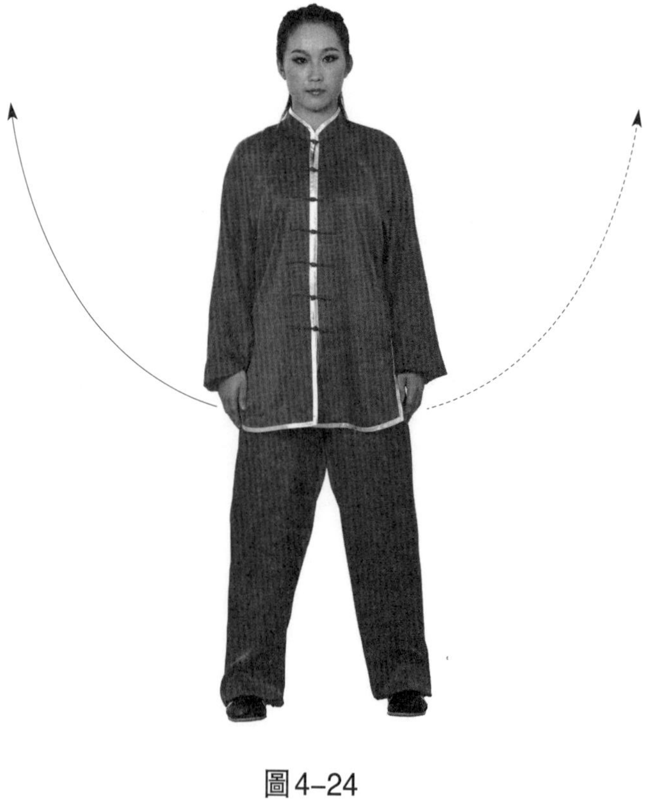

圖4–24

7. 兩掌向身體側前方舉起，與胸同高，掌心向上。目視前方。（圖4-25）

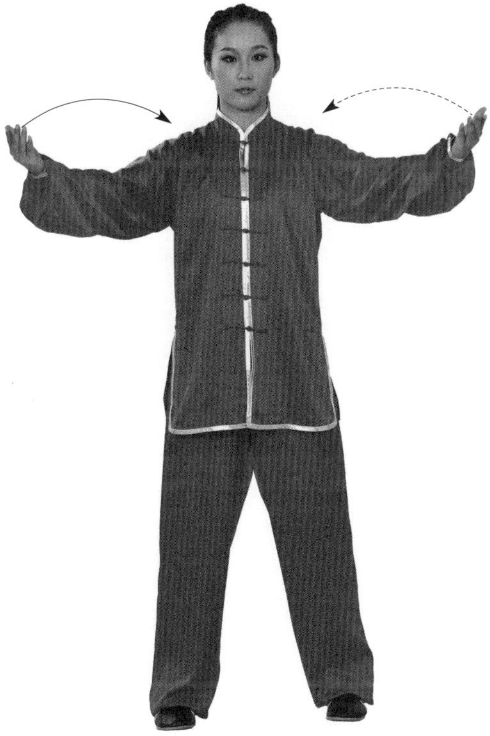

圖4-25

8. 屈肘，兩掌內合至胸前，再沿體前下按至小腹前，繼下落自然垂於體側。目視前方。（圖4–26～圖4–28）

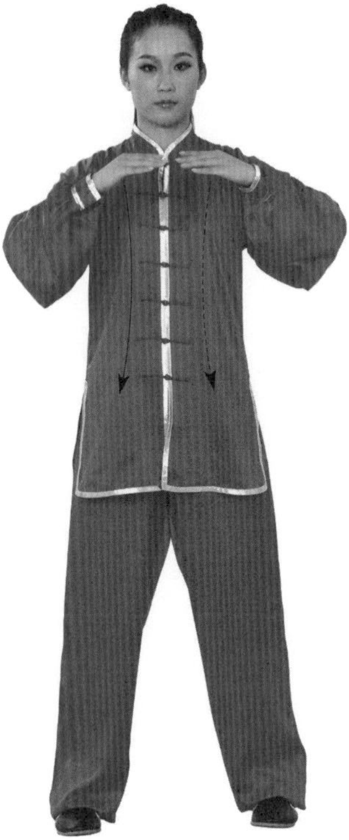

圖4–26

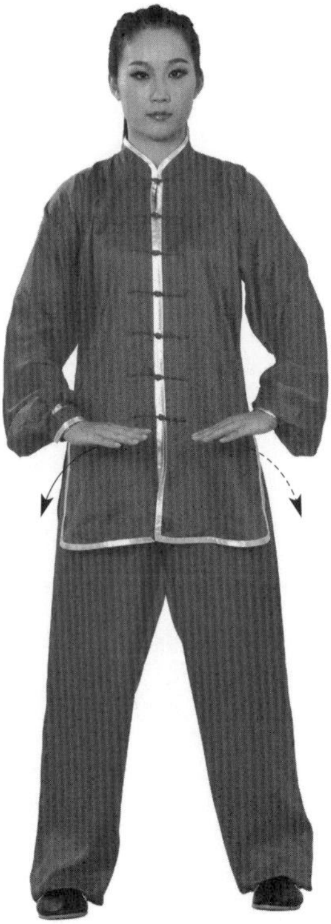

圖4–27

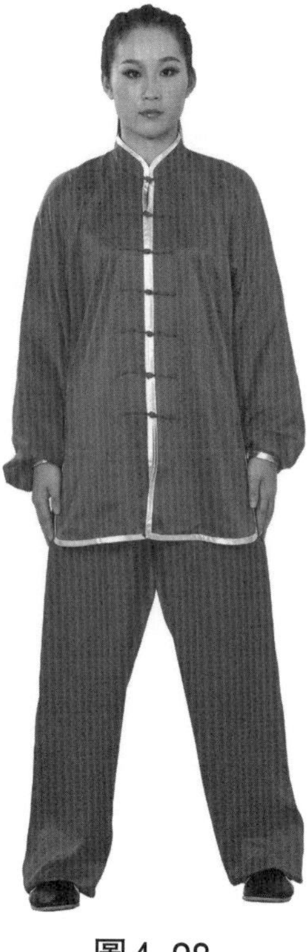

圖4–28

【要點】

1. 初學時，常有兩點失誤：一是沒有提髖動作，直接屈膝提腿，向前邁步；二是在落步時，腳用力前踏，髖關節處沒有震動感。

2. 為了正確掌握功法動作，可先練習左右提髖。方法是：

（1）兩肩保持水平，重心移向右腳，上提左髖，牽動左腿提起，再原處落下，然後重心左移，上提右髖。以此體會腰側肌群收縮狀態。

（2）提髖，屈膝，身體重心前移，腳自然落地，體重落於前腳掌。同時踝、膝關節放鬆，使震動感傳至髖部。

（3）用腰側肌群收縮來牽動大腿上提，按提髖、起腿、屈膝的先後順序提腿。

（4）兩腳前移，橫向間距稍寬於肩，隨身體重心前移，全腳掌踏實，使震動感傳至髖關節處，體現「熊步」的沉穩厚實。

（5）兩腳不動，單獨練習兩肩帶動兩膀臂的前後晃動。

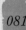

五 猿 戲

「猿戲」是從強身健體、調節心靈的角度模仿猿猴的動作而成。其中，兩掌上提下按、提踵直立、左顧右盼、上步採摘等，造型獨特，輕靈多變，勤加練習，可以增強注意力、集中力、平衡力，調節大腦神經，涵養心性，強身健體。

（一）手 形

1. 猿 鈎

五指指腹捏攏，屈腕成鈎狀。（圖5-1）

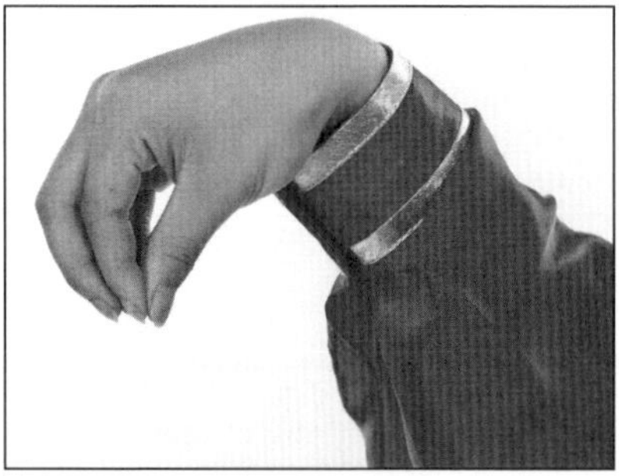

圖5-1

2. 握 固

拇指抵掐無名指根節內側，其餘四指屈攏收於掌心。（圖5-2）

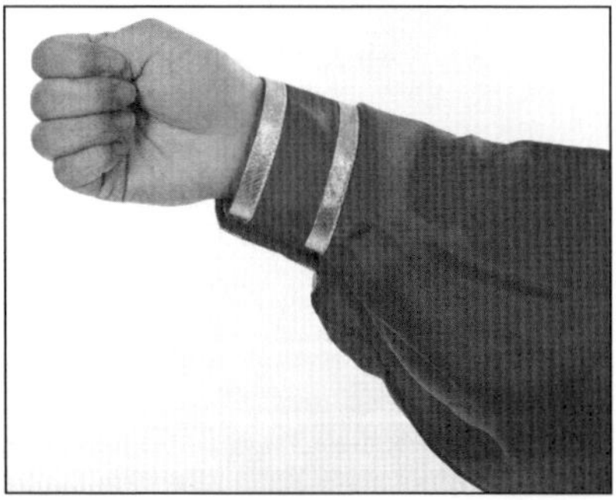

圖5-2

經常進行「握固」

練習，可不同程度地加強手三陰、手三陽經的氣血運行。

（二）猿提勢

【練法】

1. 從開步勢開始，兩掌在小腹前，十指伸直分開，掌心向下。（圖5–3、圖5–4）

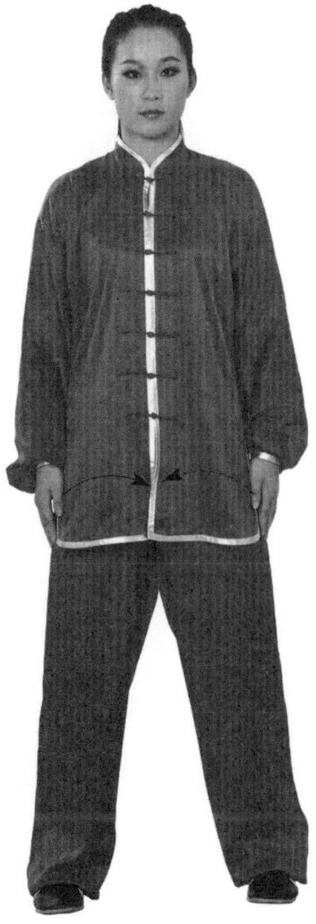

圖5–3

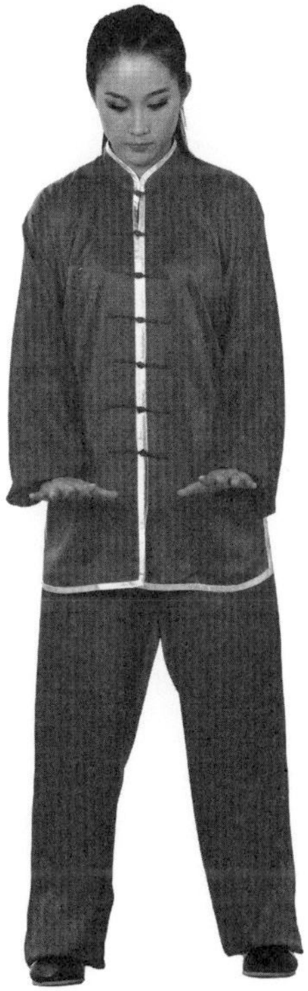

圖5–4

2. 再屈腕，兩手五指分別撮攏捏緊成「猿鈎」。（圖5–5）

3. 兩「猿鈎」上提至胸，兩肩上聳，收腹提肛。同時，腳跟提起，頭向左轉。目隨頭動，轉視身體左側。（圖5–6～圖5–8）

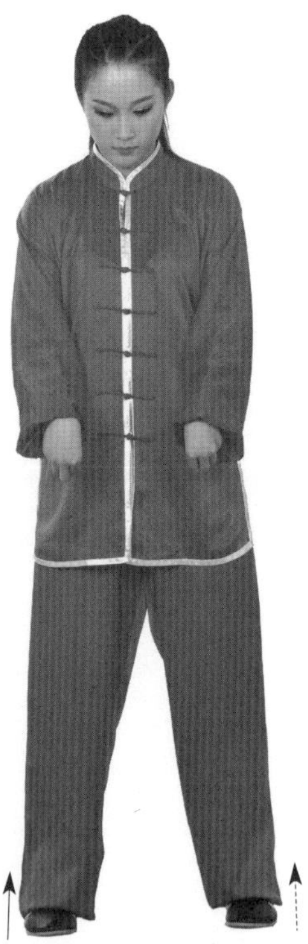

圖5–5

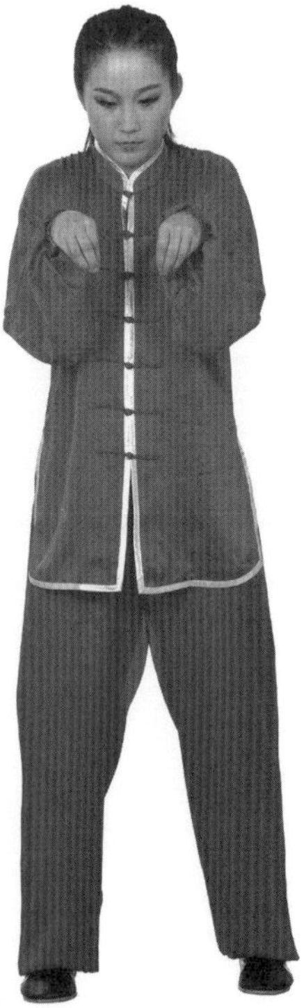

圖5–6

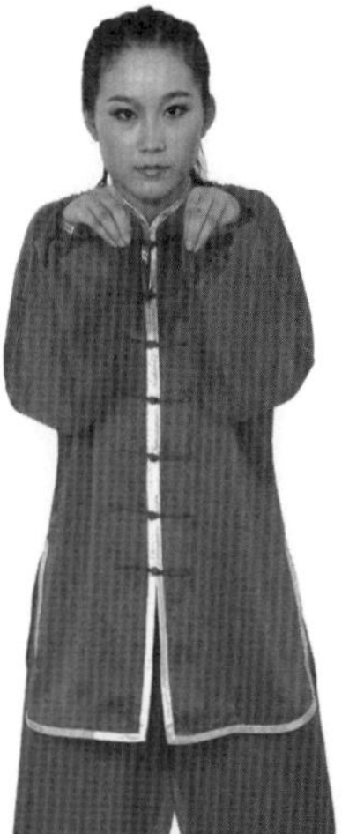

圖5–7

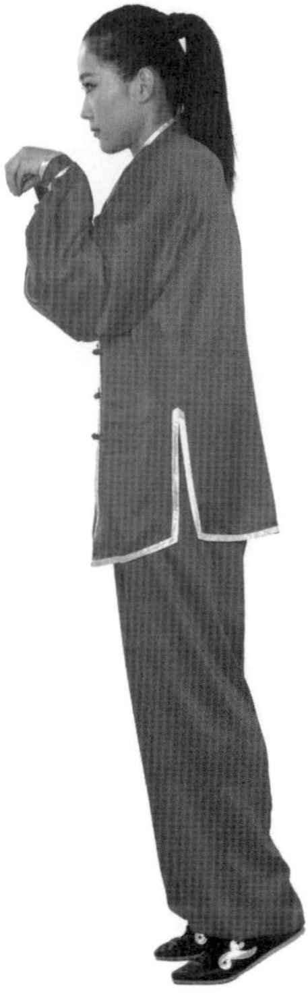

圖5–7附

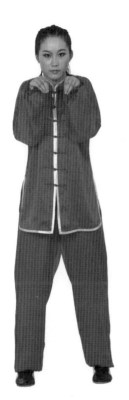

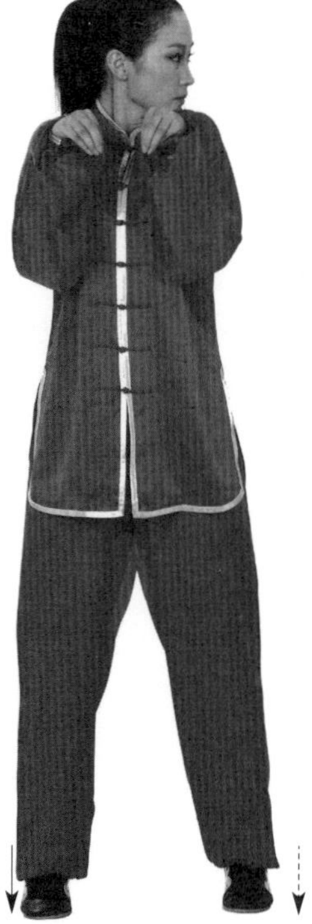

圖5–8

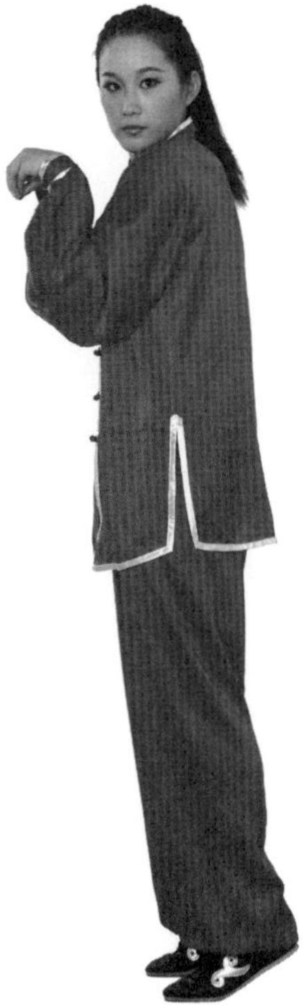

圖5–8附

4. 頭轉正，兩肩下沉，鬆腹落臀，腳跟著地。「猿鈎」變掌，掌心向下。目視前方。（圖5-9）

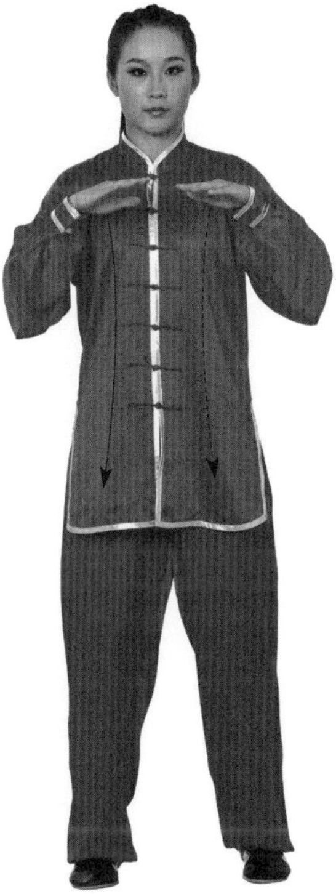

圖5-9

5. 兩掌沿體前下按至小腹前，落於體側，掌心向裡。目視前方。（圖5-10、圖5-11）

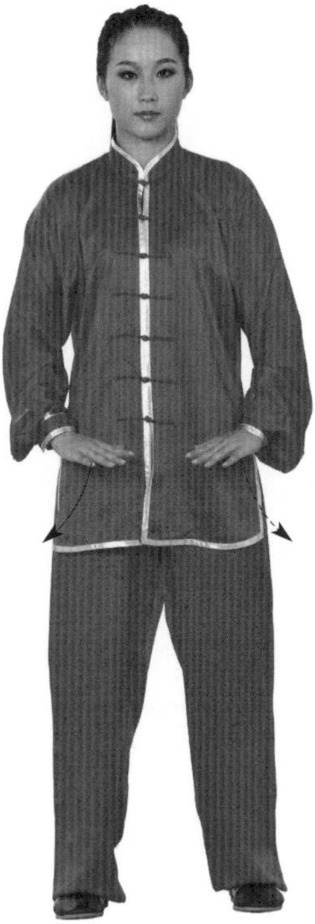

圖5-10

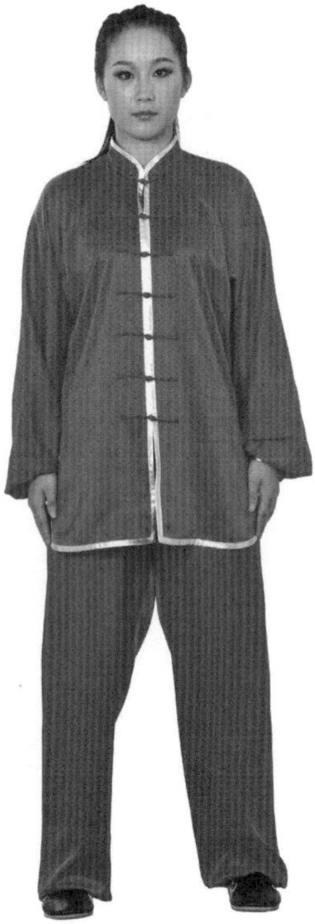

圖5-11

6. 接著做頭右轉視動作，練法與上述相同，唯頭向相反。（圖5-12～圖5-19）

重複上述動作一遍。

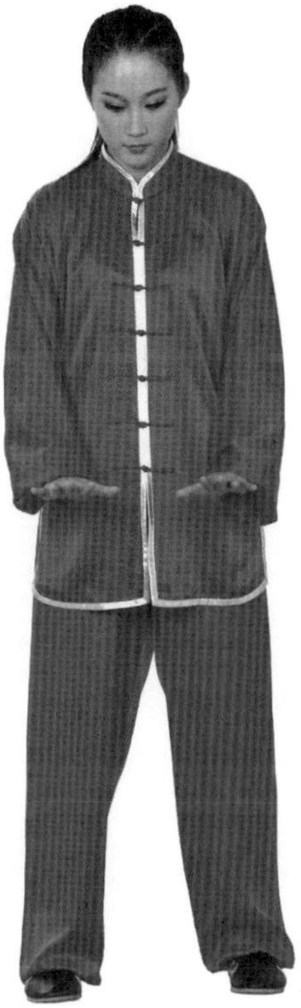

圖5-12

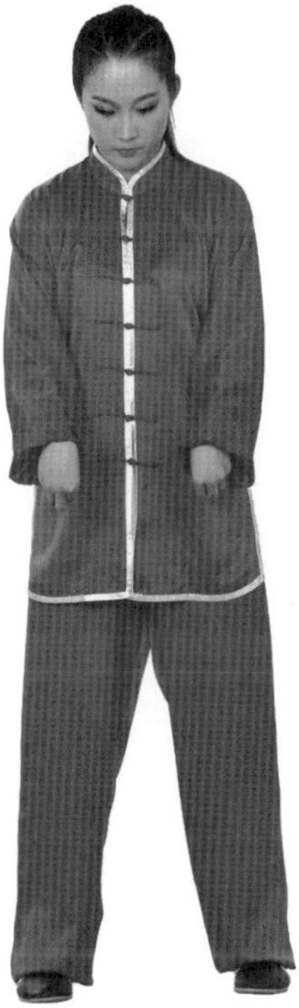

圖5-13

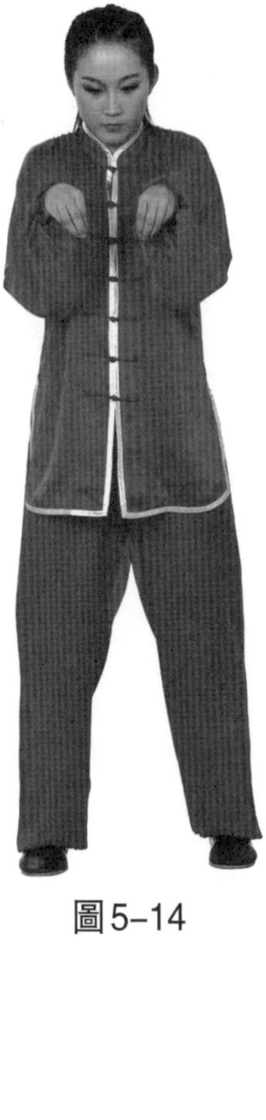

圖5–14

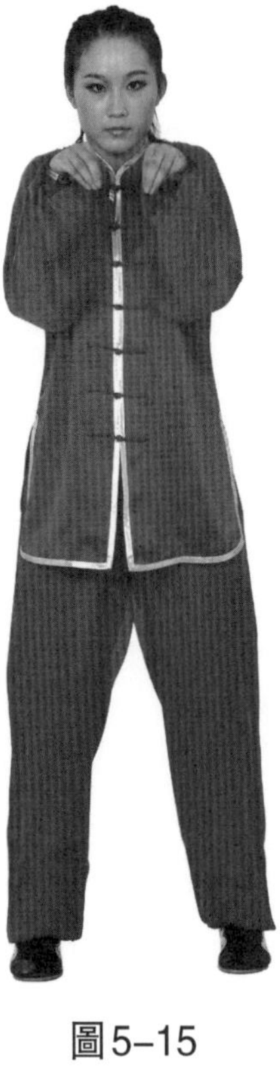

圖5–15

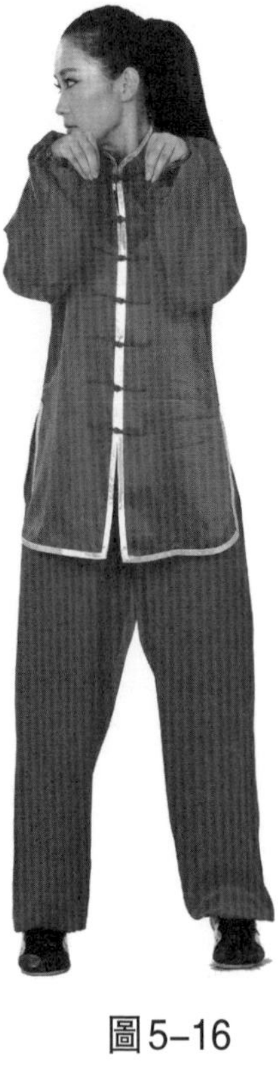

圖5–16

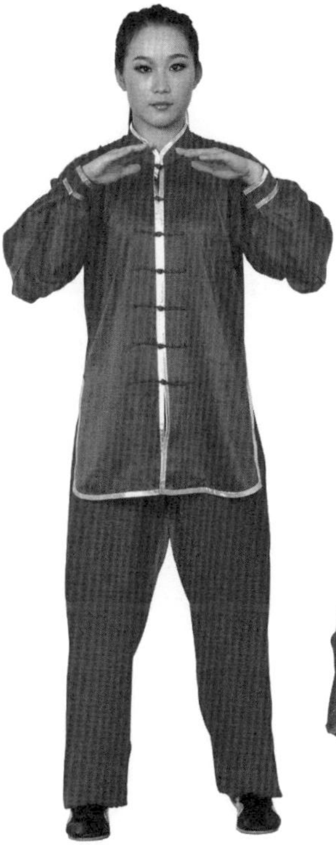

圖5-17

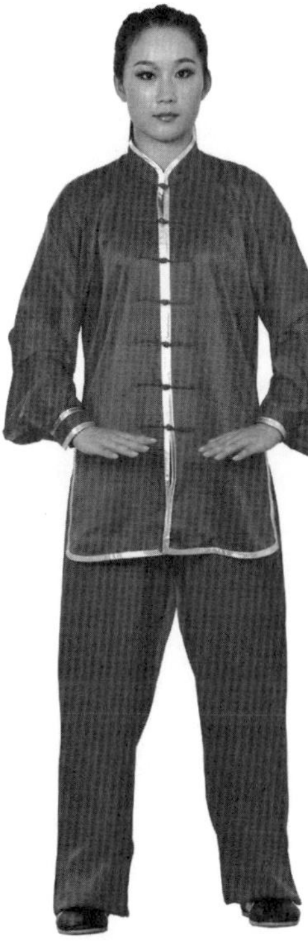

圖5-18

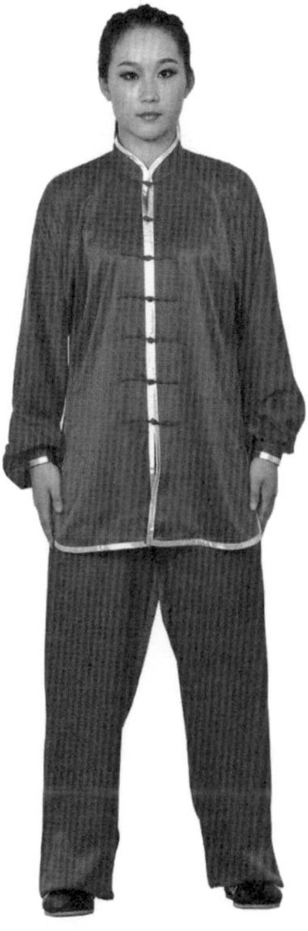

圖5-19

【要點】

1. 掌指撮攏變鈎，速度稍快。

2. 按聳肩、收腹、提肛、腳跟離地、轉頭的順序，上提重心。聳肩、縮胸、屈肘、提腕要充分。

3. 練習者一要注意頭部百會穴上領，牽動整個身體垂直向上，以起到穩定重心的作用；二是以胸部膻中穴（在胸前部，兩乳頭連線間中點，一般多平齊第五胸肋關節的高度）為中心，縮項、夾肘、團胸、收腹，可加強胸、背部和上肢的團緊程度。

4. 動作可配合提肛呼吸。兩掌上提吸氣時，用意提起會陰部；下按呼氣時，放下會陰部。

（三）猿摘勢

【練法】

1. 從開步勢開始，左腳向左後方退步，腳尖點地，右腿屈膝，重心落於右腿。同時，左臂屈肘，左掌成「猿鈎」收至左腰側。右掌向右前方自然擺起，掌心向下。（圖 5–20、圖 5–21）

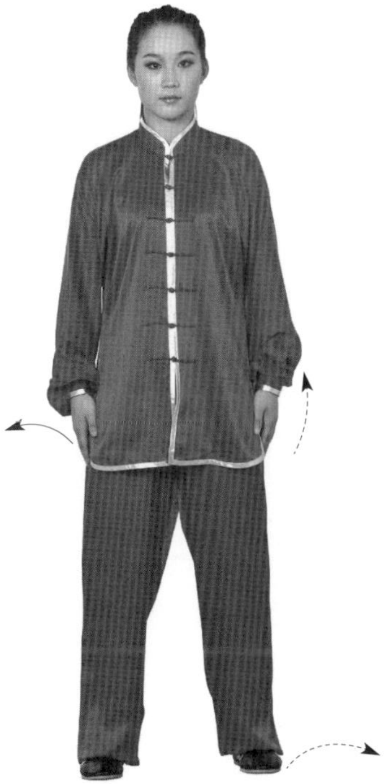

圖 5–20

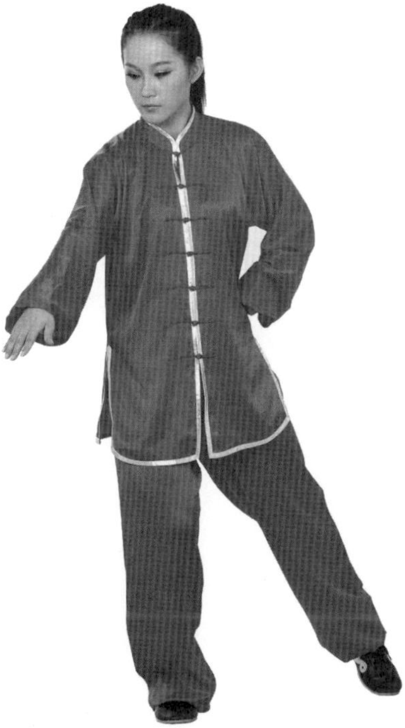

圖 5–21

2. 身體重心後移，左腳踏實，屈膝下蹲；右腳收至左腳內側。同時，右掌向下經腹前向左上方畫弧至頭左側，掌心對太陽穴（在頭側，眉梢與目外眥之間向後約1寸凹陷處）（1寸≈3.33公分）。目先隨右掌動，再轉頭注視右前上方。（圖5-22、圖5-23）

3. 右掌內旋，掌心向下，沿體側下按至左髖側。目視右掌。（圖5-24）

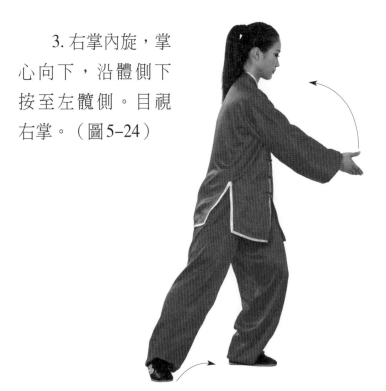

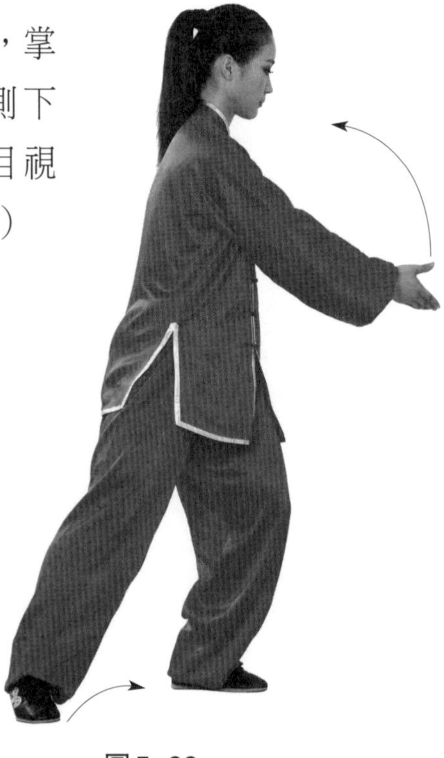

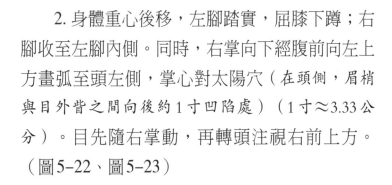

圖5-22

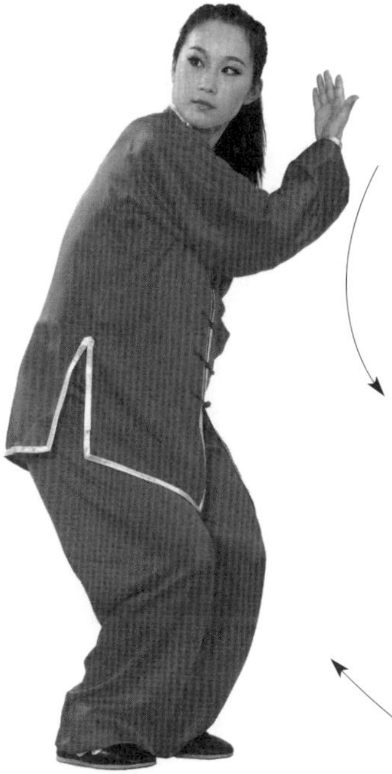

圖5-23

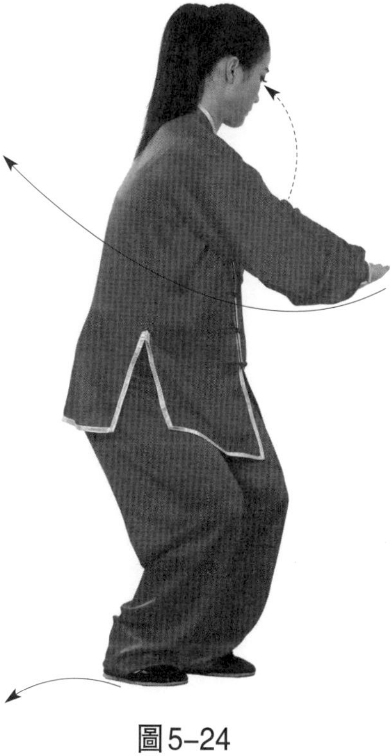

圖5-24

4. 右腳向右前方邁出一大步，左腿蹬伸，身體重心前移，右腿伸直，左腳腳尖點地。同時，右掌經體前向右上方畫弧，舉至右上側變「猿鈎」；左掌向前、向上伸舉，屈腕撮鈎，成採摘勢。（圖5-25、圖5-26）

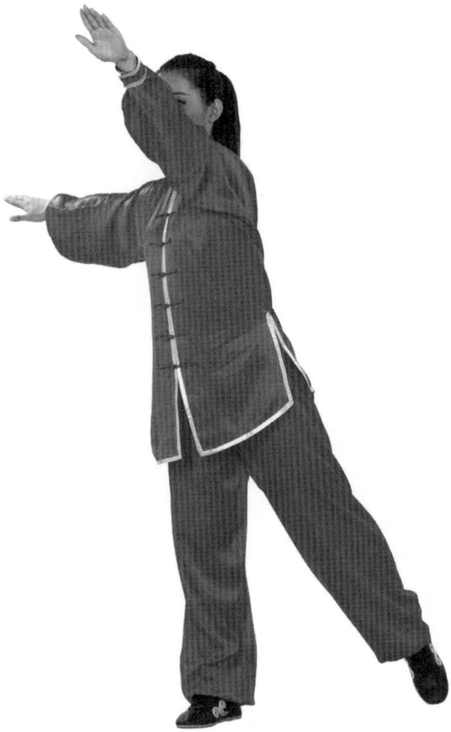

圖5-25

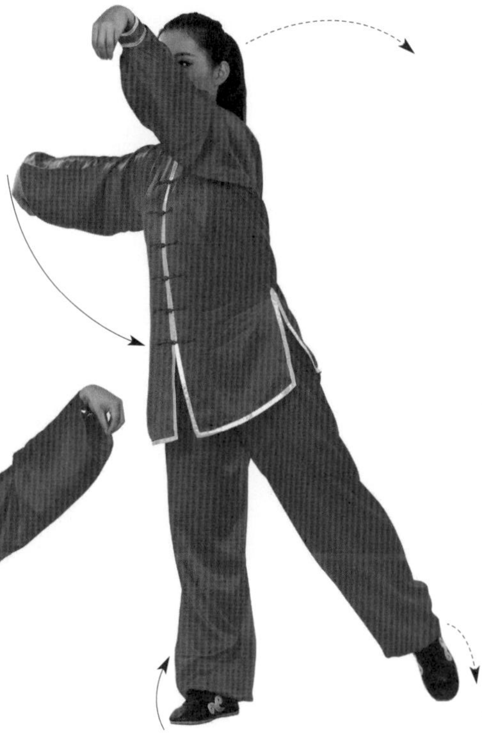

圖5-26

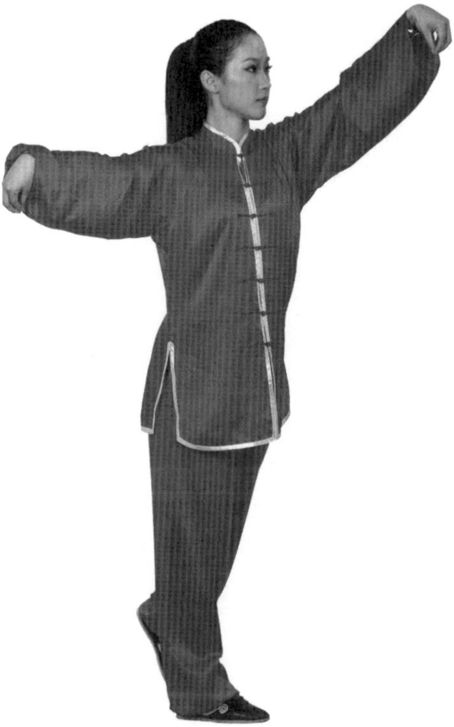

圖5-26附

5. 身體重心後移，左腳後落，右腳前翹。兩手由「猿鈎」變為「握固」，右手回落於體前，左手屈肘收至左耳旁。（圖5-27）

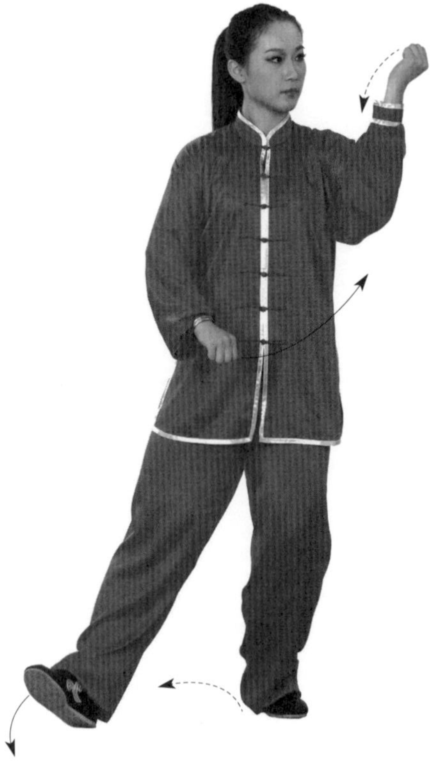

圖5-27

6. 隨後，左腿屈膝下蹲，右腳收至左腳內側，成右丁步。同時，左手掌指分開，掌心向上，成「托桃」狀；右掌經體前向左畫弧至左肘下捧托。目視左掌。（圖5–28）

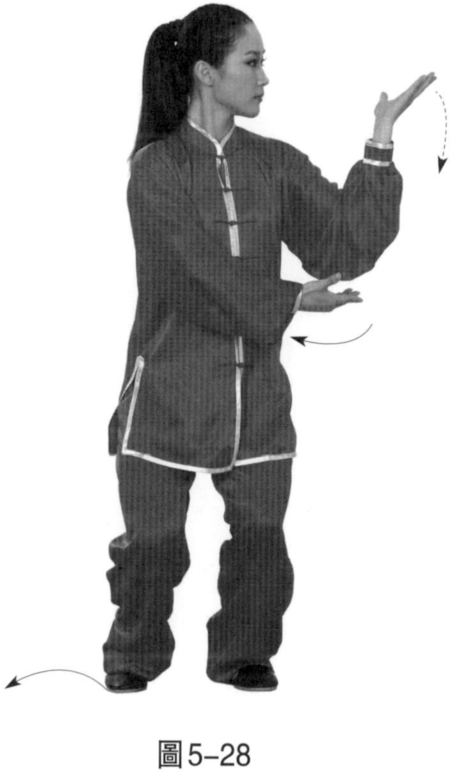

圖5–28

7. 然後換做右側，與左側動作相同，唯方向相反。（圖5–29～圖5–36）

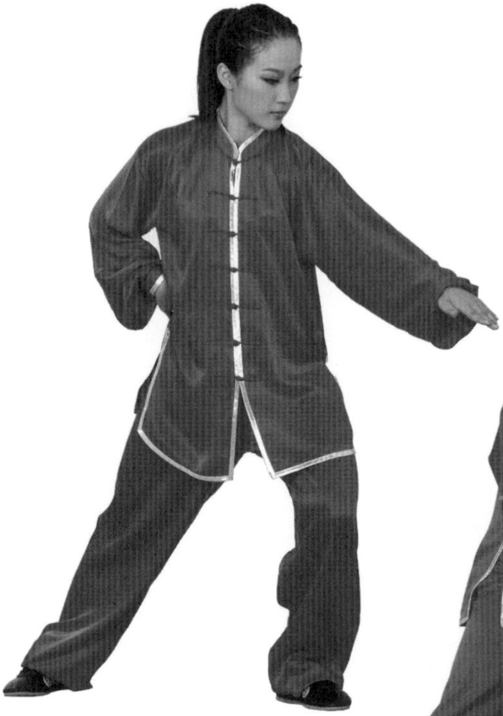

圖5–29

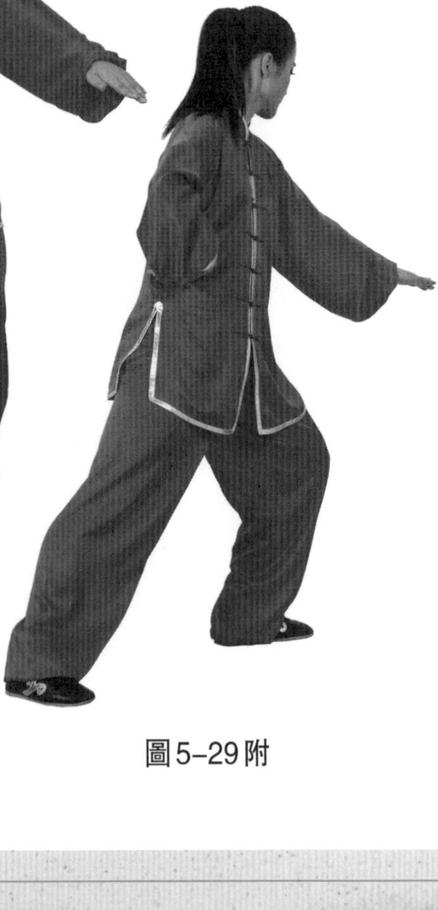

圖5–29附

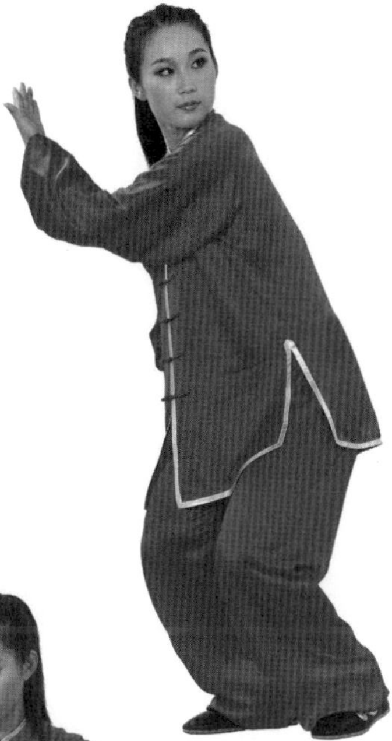

圖5-30

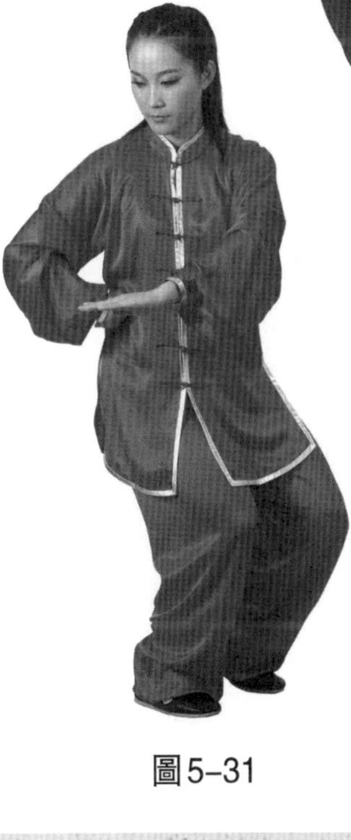

圖5-31

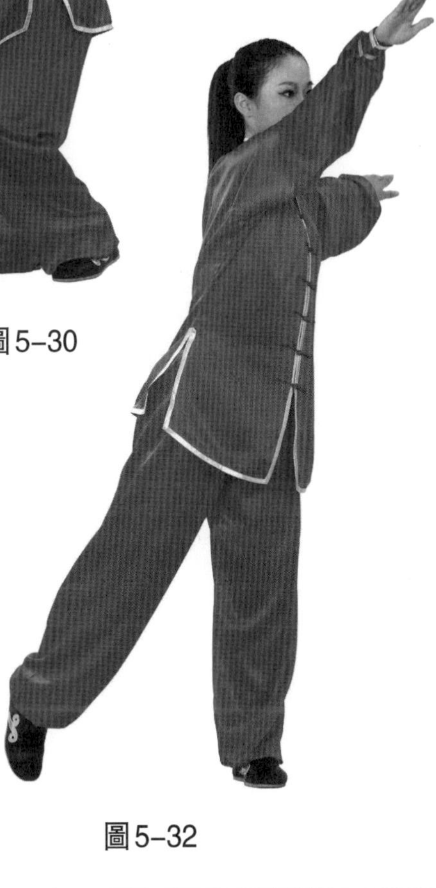

圖5-32

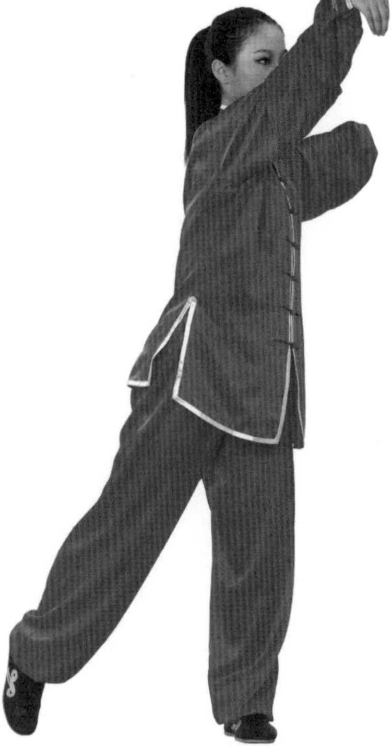

圖5-33

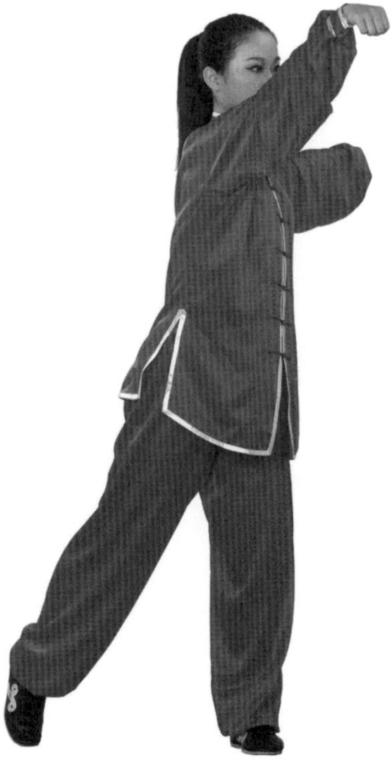

圖5-34

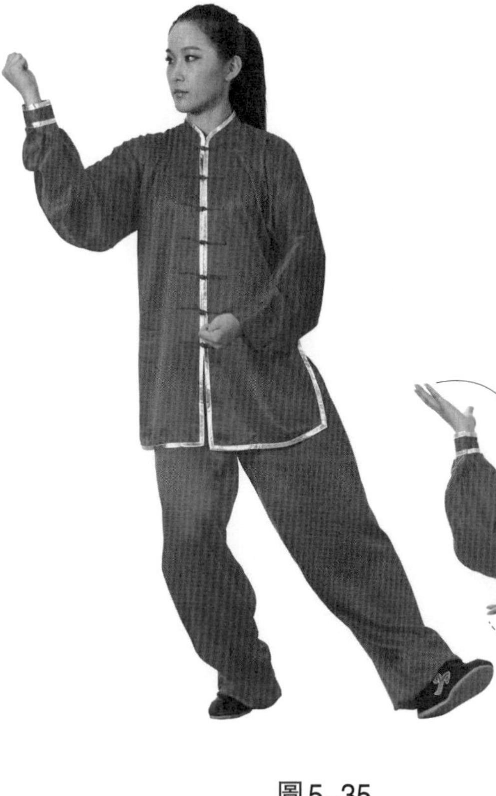

圖5–35

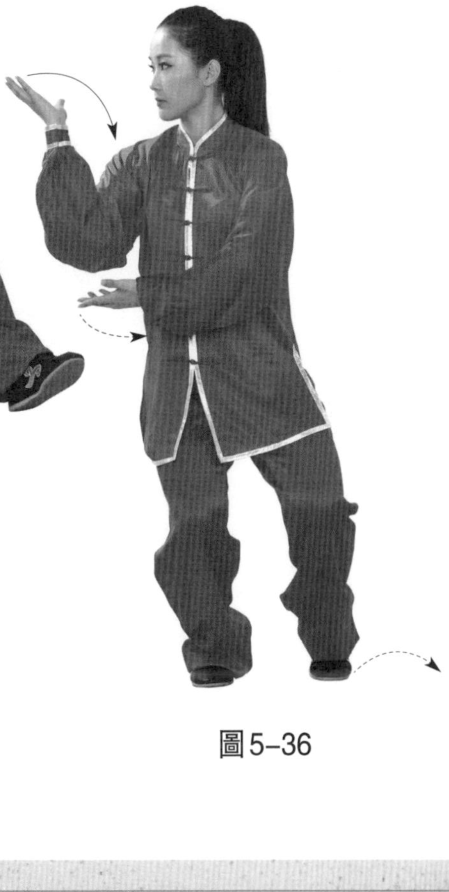

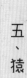

圖5–36

8. 重複上述動作一遍後，左腳向左橫開一步，兩腿直立。同時，兩掌自然垂於體側。（圖5–37）

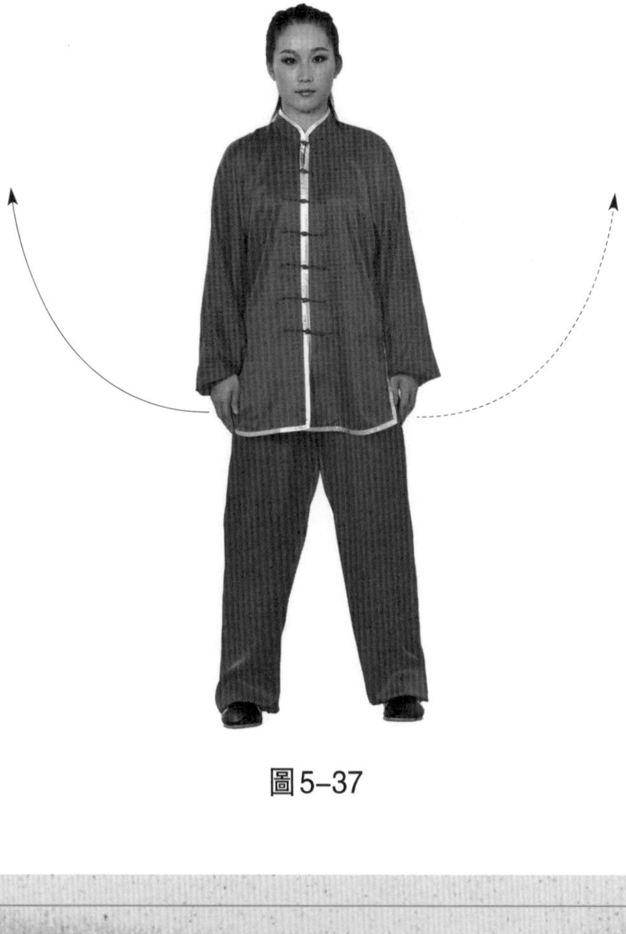

圖5–37

9. 兩掌向身體側前方舉起，與胸同高，掌心向上。目視前方。（圖5-38）

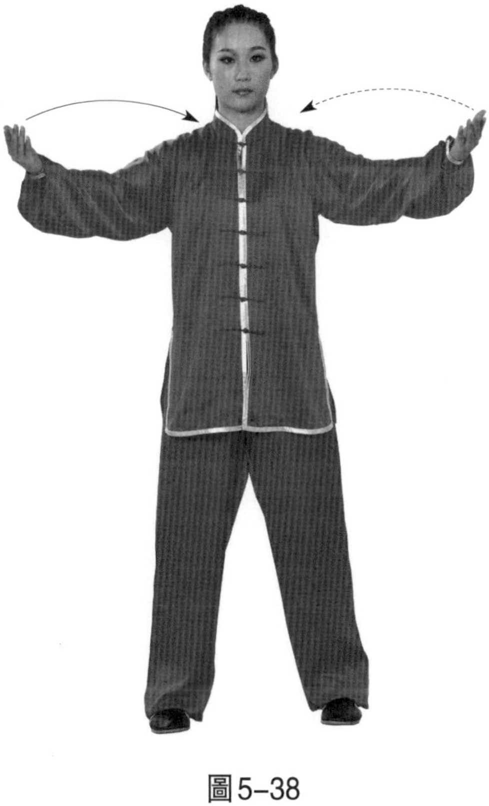

圖5-38

10. 屈肘，兩掌內合併下按至小腹前，繼落掌垂於體側。目視前方。（圖5-39～圖5-41）

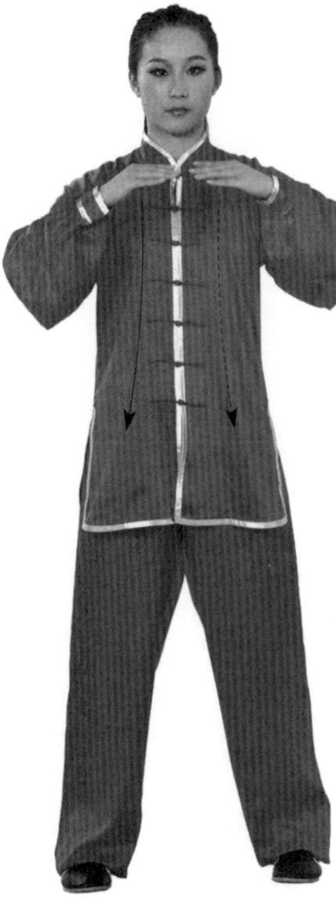

圖5-39

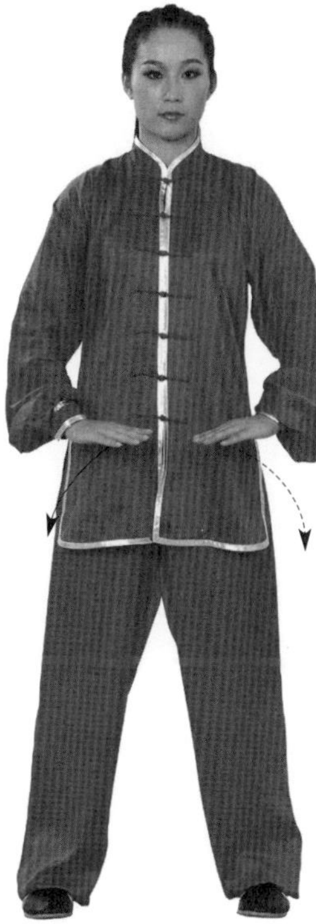

圖5–40

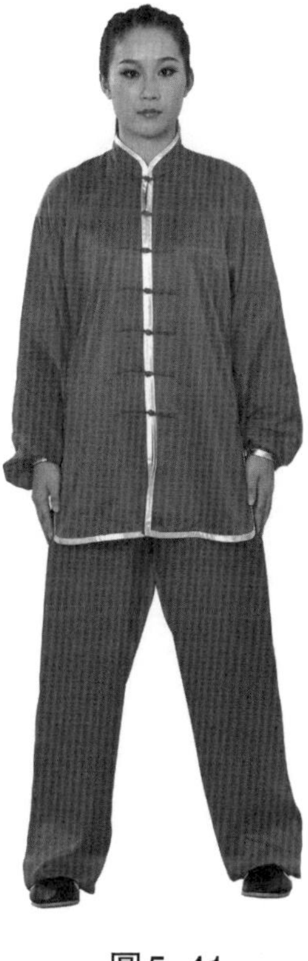

圖5–41

【要點】

1. 眼要隨上肢動作變化左顧右盼，表現出猿猴眼神的靈敏。下蹲時，手臂屈肘，後臂靠近身體；蹬伸時，手臂充分展開。上、下肢動作配合協調。

2. 屈膝下蹲時，全身成收縮狀。蹬腿邁步，向上採摘，肢體要充分展開。採摘時變「猿鈎」，手指撮攏快而敏捷。變「握固」後，成托桃狀時，掌指要及時分開。

3. 初學時，手臂向上直線推出，「猿鈎」變化的時機掌握不準。此時應注意向上採摘，手的運行路線成向上弧形，動作到位時，手掌才變「猿鈎」。

4. 動作以神似為主，重在體會其意境，不可太誇張。

六 鶴　戲

鶴在中國傳統文化中具有豐富的內涵。鶴是長壽的象徵，被稱為仙鶴。

「鶴戲」透過「鶴伸」、「鶴飛」兩勢展示了鶴悠然自得、昂然挺拔的神韻。兩臂上提，伸頸運腰，兩臂下合，含胸鬆腹，動作抑揚開合，彷彿仙鶴展翅，不但動作優美，而且可以起到增強人體心肺功能和協調能力的作用。

（一）手 形

鶴翅：五指伸直，拇指、食指、小指向上翹起，無名指、中指併攏向下。（圖6-1）

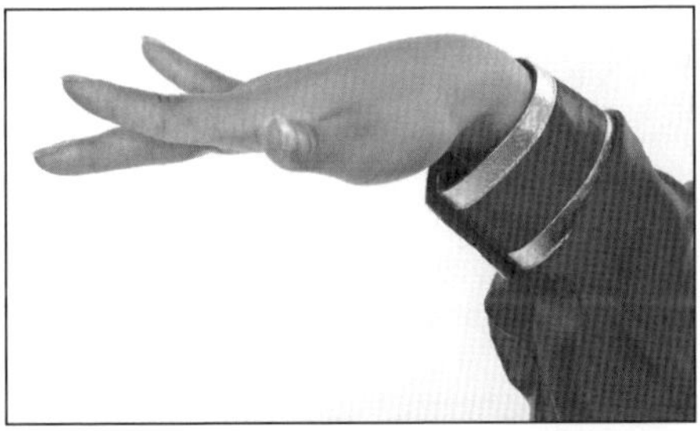

圖6-1

（二）鶴伸勢

【練法】

1. 從開步勢開始，兩腿微屈下蹲。兩掌在腹前相疊，左掌心按在右掌背上，掌尖均向前。（圖6–2、圖6–3）

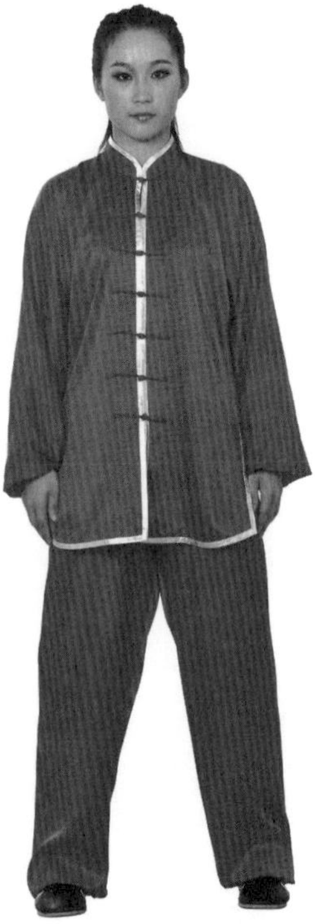

圖6–2

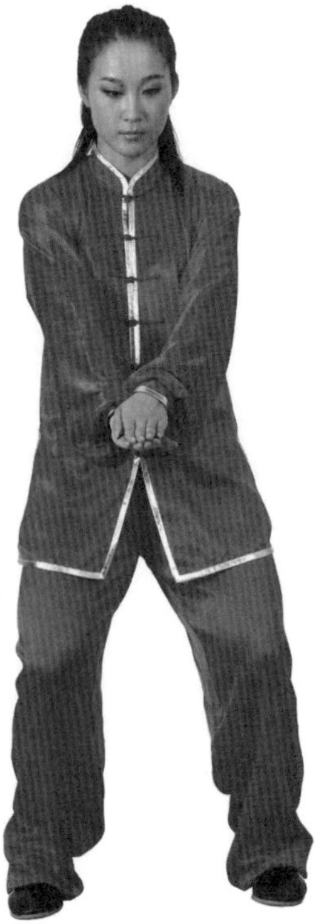

圖6–3

2. 兩掌向上舉至頭前上方，掌心向下，掌尖向前。身體微前傾，提肩，縮項，挺胸，塌腰。目視前方。（圖6–4、圖6–5）

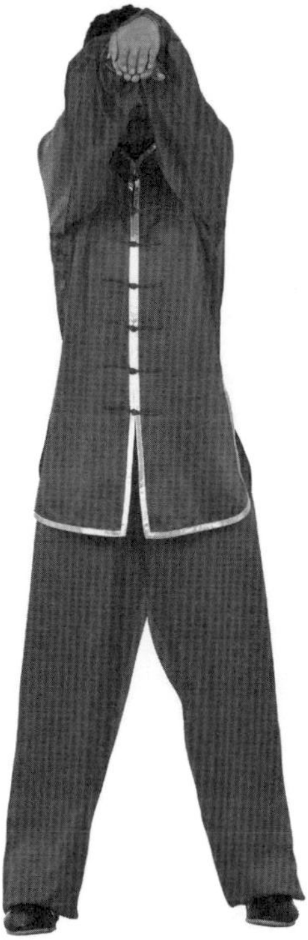

圖6–4

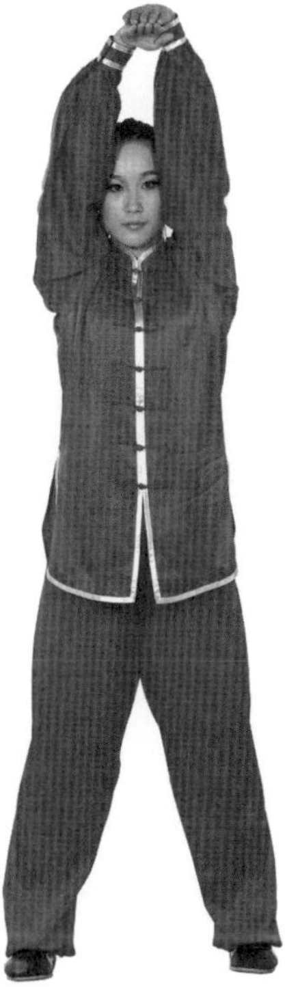

圖6–5

3. 兩腿微屈下蹲。同時，兩掌相疊下按至腹前。目視左掌。（圖6-6）

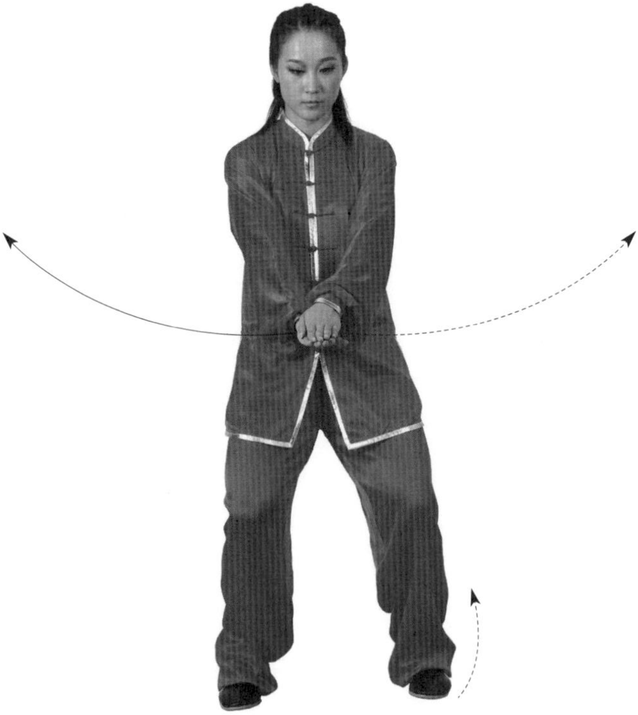

圖6-6

4. 身體重心右移，右腿蹬直，左腿伸直向後抬起。同時，兩掌左右分開，掌成「鶴翅」，向體側後方擺起，掌心向上，抬頭，伸頸，挺胸，塌腰。目視前方。（圖6–7）

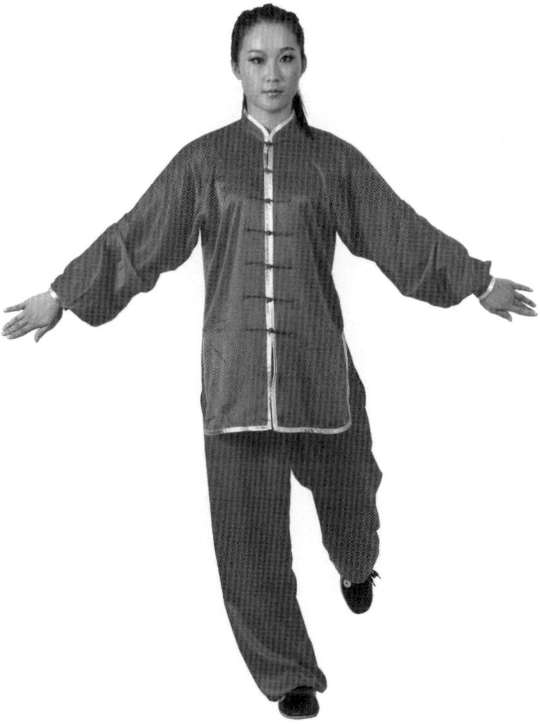

圖6–7

5. 然後接練後抬右腿之法，動作與前相同，唯左右相反。（圖6-8～圖6-12）

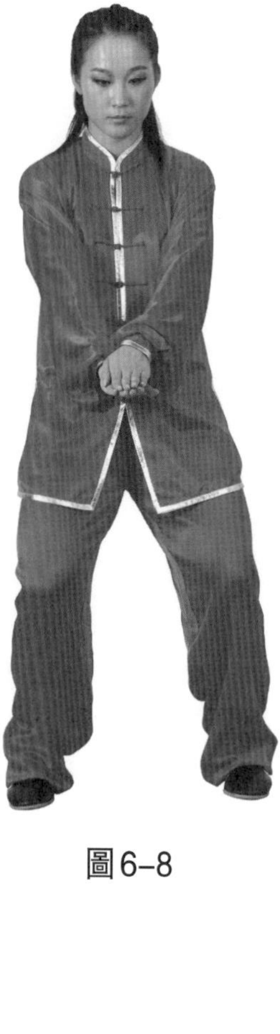

圖6-8

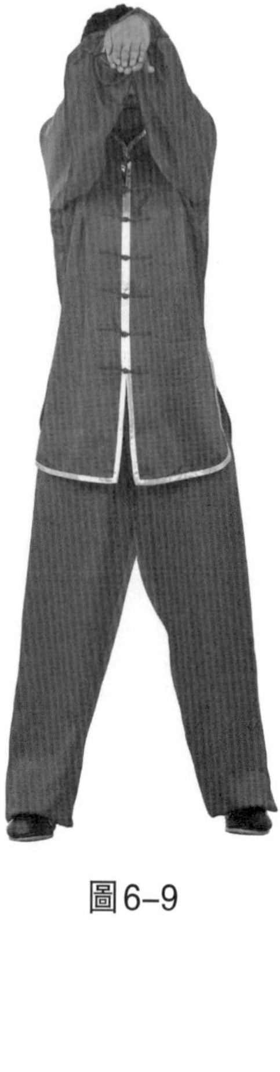

圖6-9

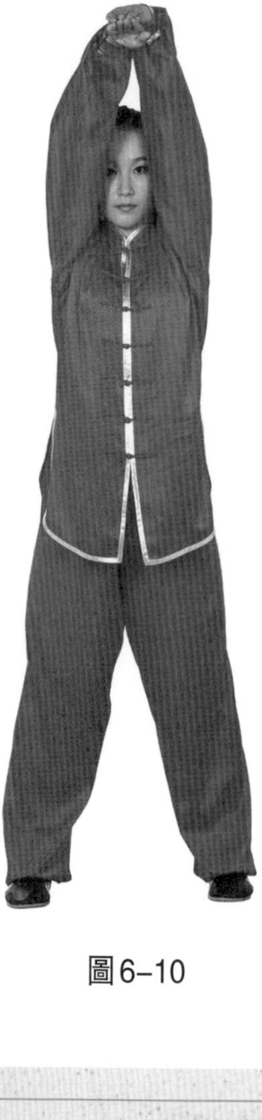

圖6-10

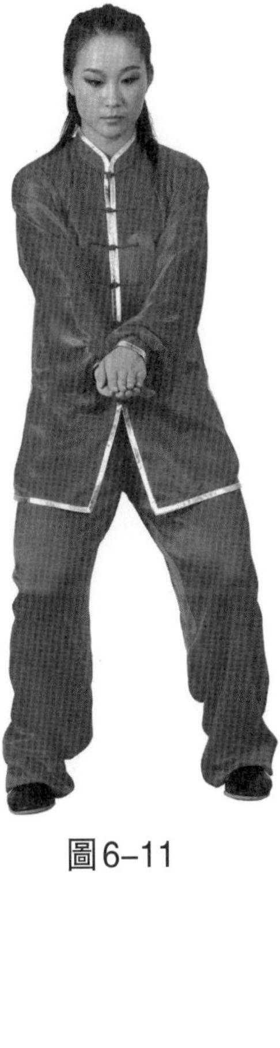

圖6-11

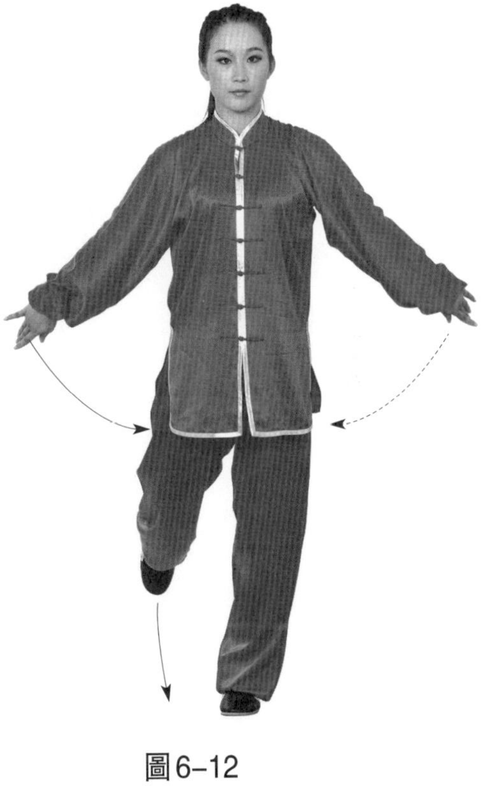

圖6-12

6. 重複上述動作一遍後，右腳下落，兩腳開步站立。兩掌自然垂於體側。目視前方。（圖6-13）

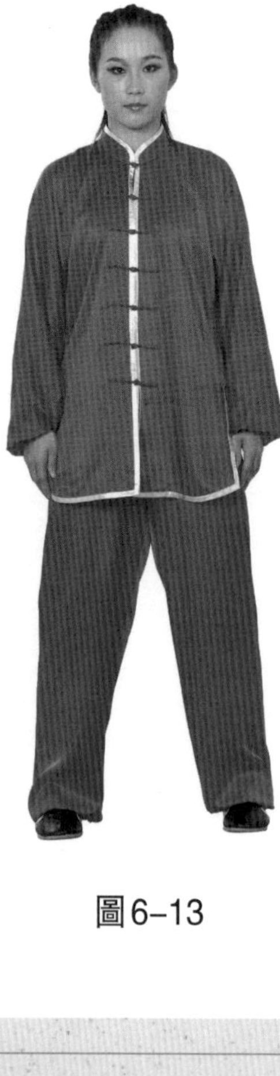

圖6-13

【要點】

1. 兩掌在體前相疊，上下位置可任選，以舒適、自然為宜。

2. 注意動作的鬆緊變化。掌上舉時，頸、肩、臀部緊縮；下落時，兩腿微屈，頸、肩、臀部鬆沉。初學時，鬆緊變化掌握不好，首先應注意先練習兩掌相疊，在體前做上舉、下落動作，上舉時收緊，下落時放鬆，逐步過渡到完整動作。

3. 初學時，單腿支撐常有身體重心不穩的現象，此時應該注意身體重心移到支撐腿後，另一腿再向後抬起，支撐腿的膝關節挺直，有助於提高動作的穩定性。

4. 兩臂後擺時，身體向上拔伸，並形成向後反弓狀。

（三）鶴飛勢

【練法】

1. 從開步勢開始，兩腿微屈。兩掌成「鶴翅」合於腹前，掌心向上。目視前方。（圖6–14～圖6–15）

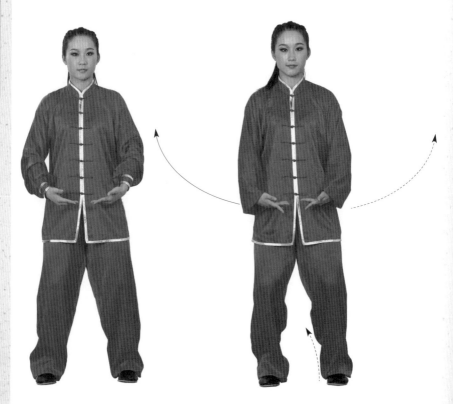

圖6–14

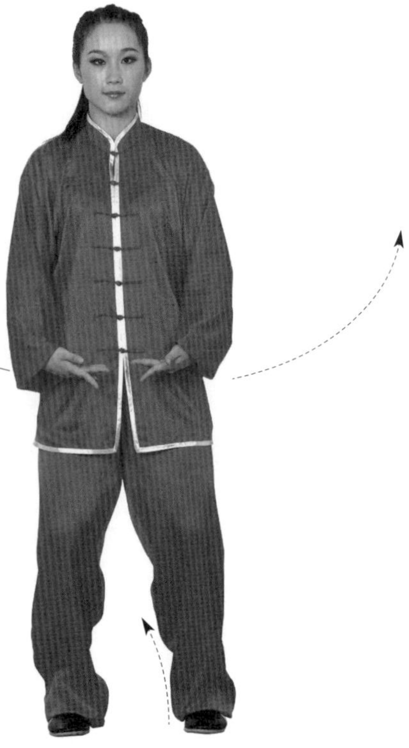

圖6–15

2. 右腿伸直獨立；左腿屈膝提起，小腿自然下垂，腳尖向下。同時，兩臂成展翅狀，在體側平舉向上，稍高於肩，掌心向下。目視前方。（圖6- 16）

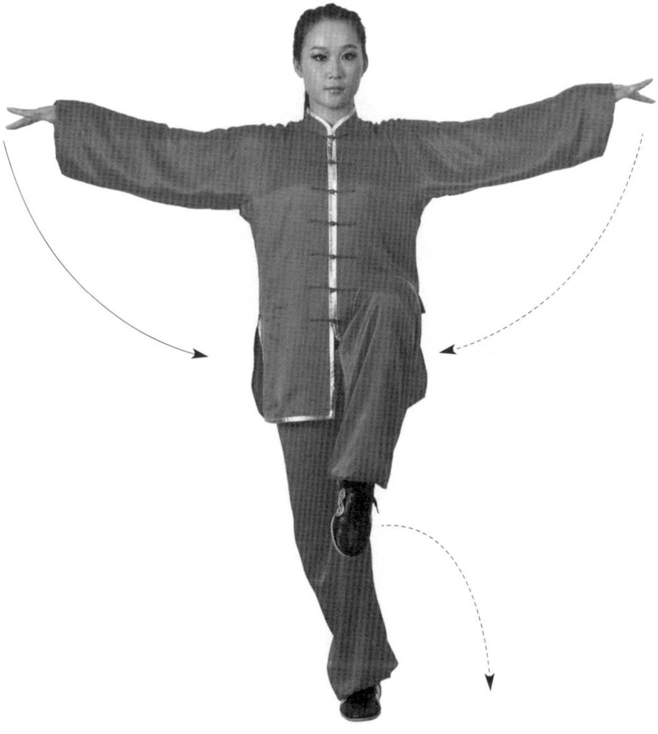

圖6–16

3. 左腳下落，腳前掌著地，兩腿微屈。同時，兩掌合於腹前，掌心向上。目視前方。（圖6-17）

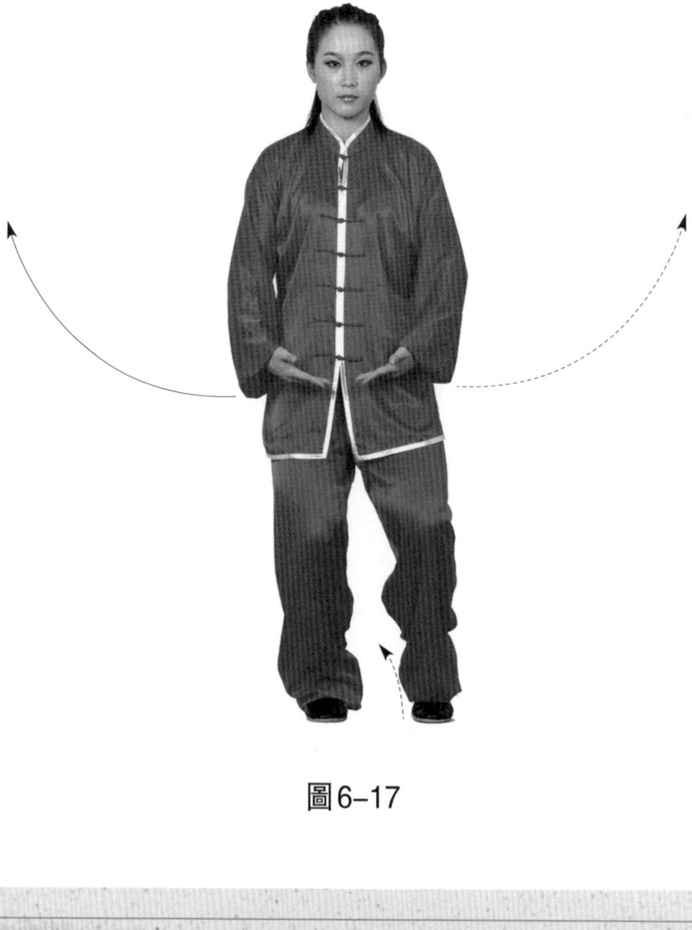

圖6-17

4. 右腿伸直獨立；左腿屈膝提起，小腿自然下垂，腳尖向下。同時，兩掌經體側，向上舉至頭頂上方，掌背相對，指尖向上。目視前方。（圖6-18～圖6-20）

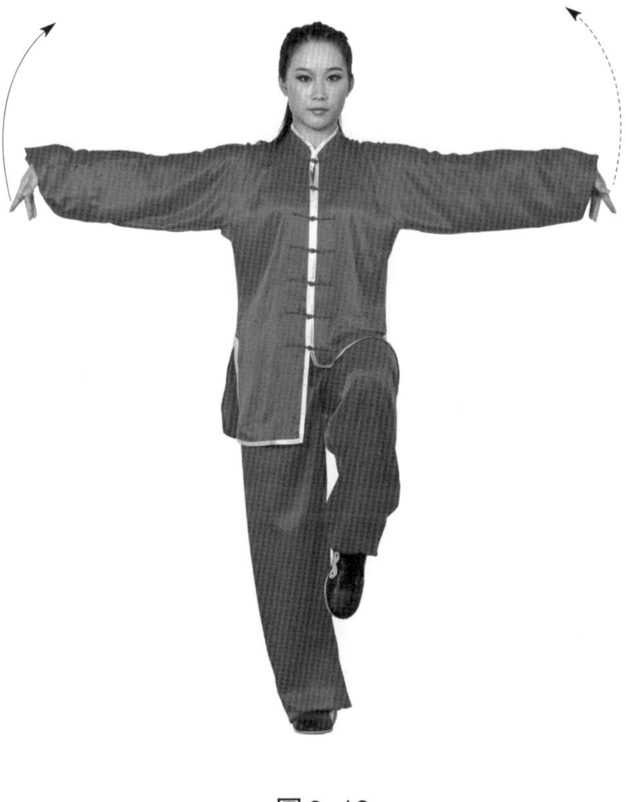

圖6-18

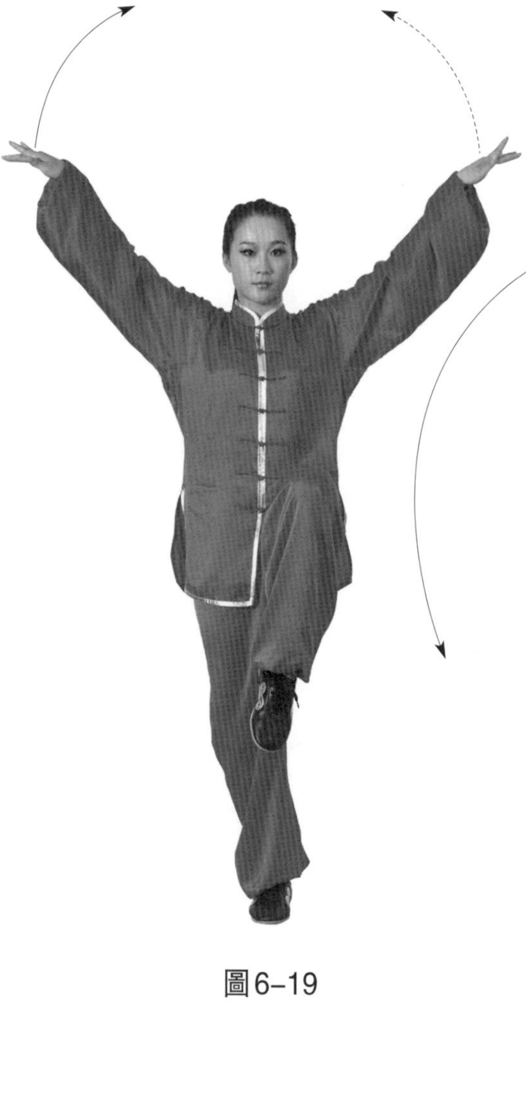

圖6–19

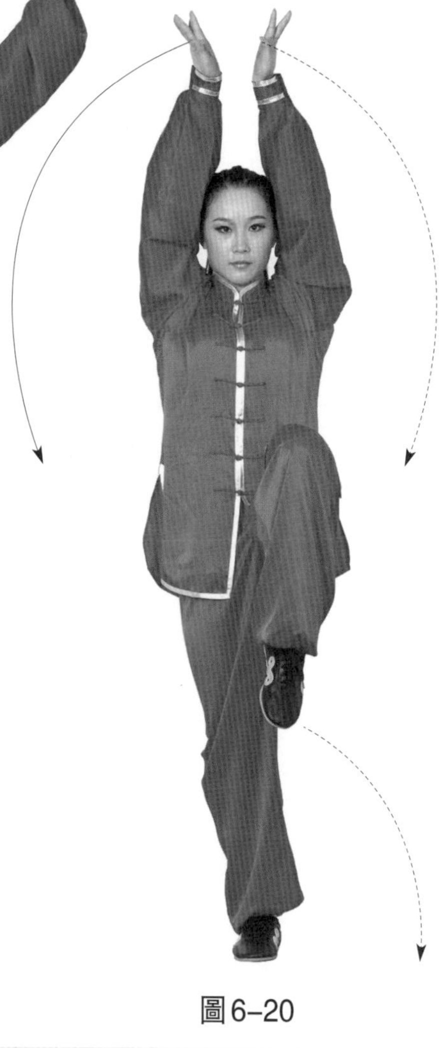

圖6–20

5. 左腳下落，全腳掌著地，兩腿微屈。同時，兩掌合於腹前。目視前方。（圖6–21）

6. 然後，接做右提膝展翅動作，動作與前述相同，唯左右相反。（圖6–22～圖6–28）

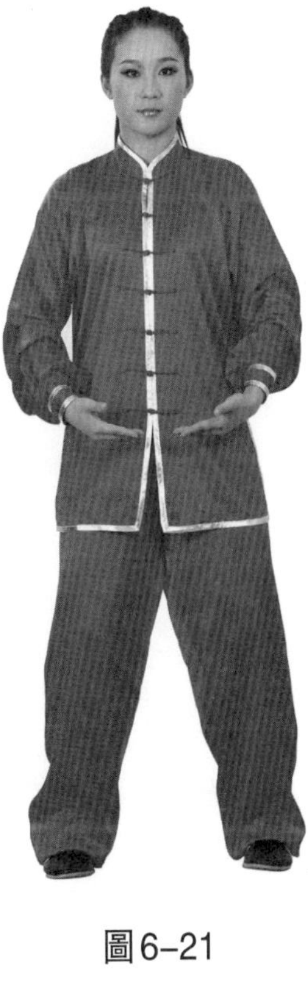

圖6–21

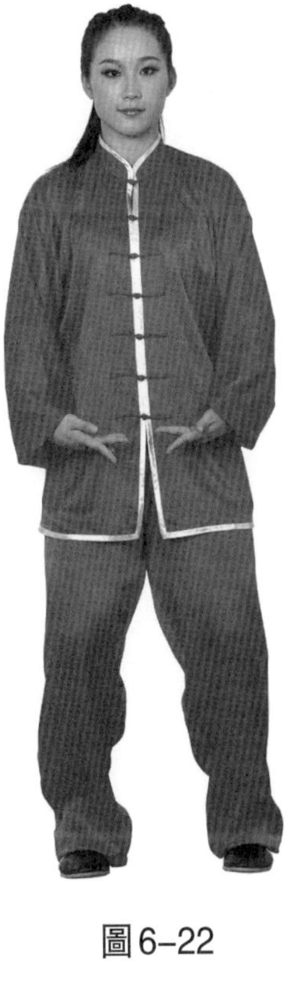

圖6–22

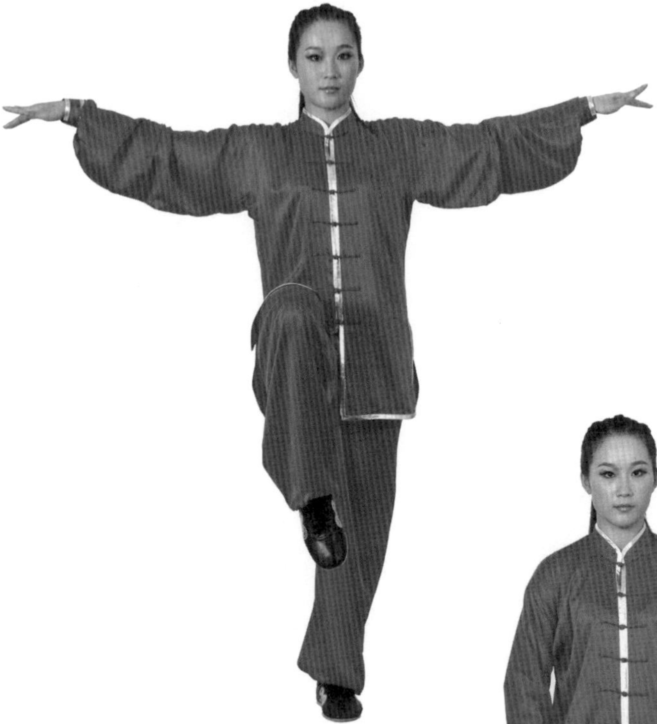

圖6–23

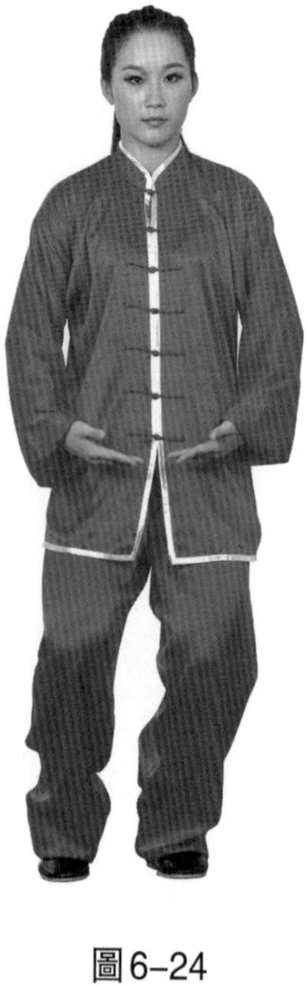

圖6–24

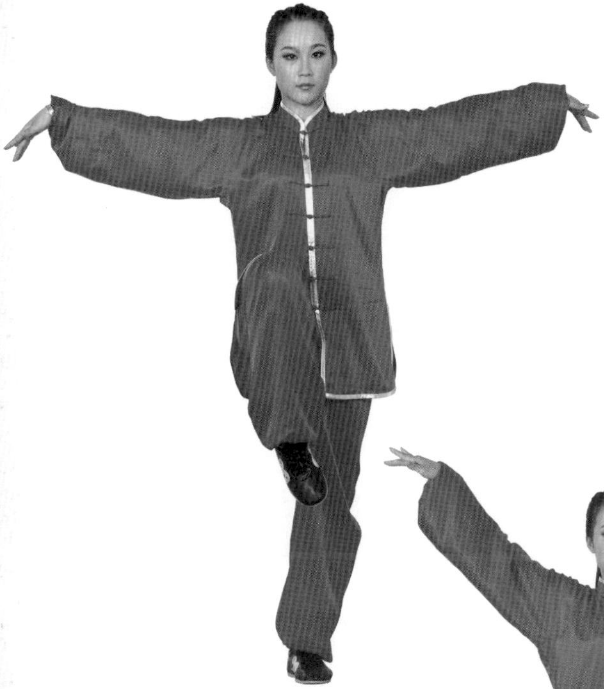

圖6-25

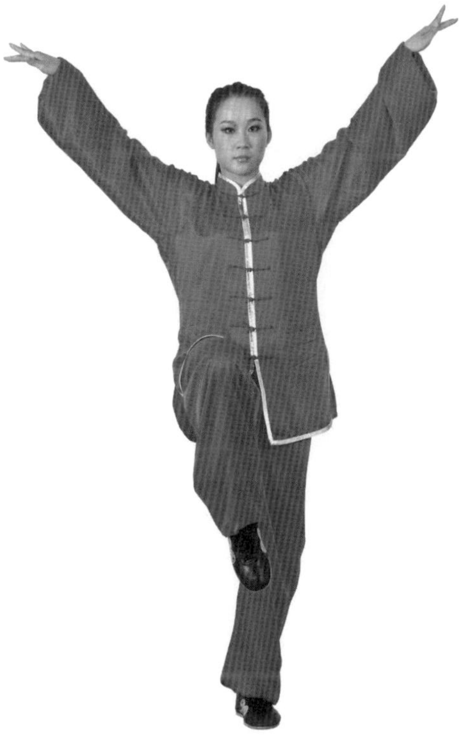

圖6-26

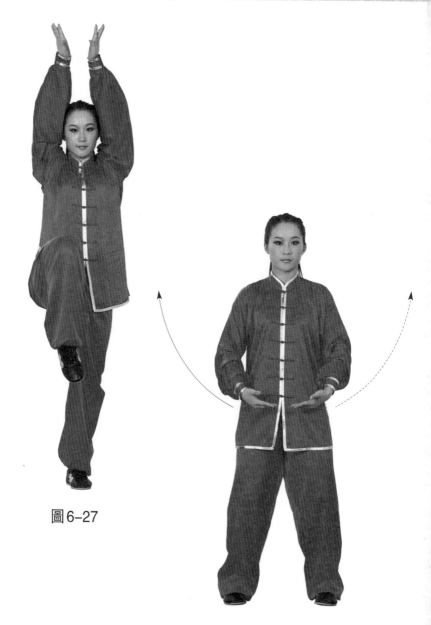

圖6-27

圖6-28

7. 重複上述動作一遍後，兩掌向身體側前方舉起，與胸同高，掌心向上。目視前方。（圖6–29）

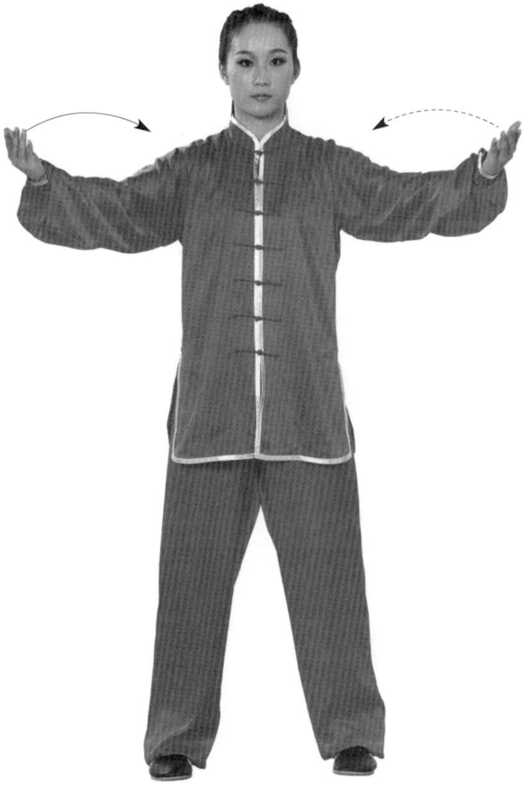

圖6–29

8. 屈肘，兩掌內合併下按至小腹前，繼自然下落垂於體側。目視前方。（圖 6–30～圖 6–32）

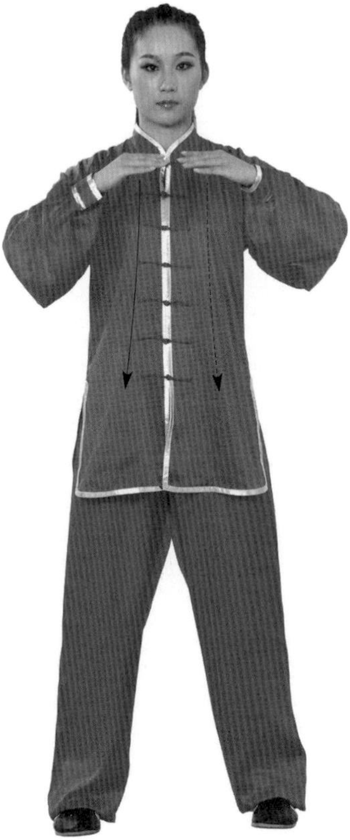

圖6–30

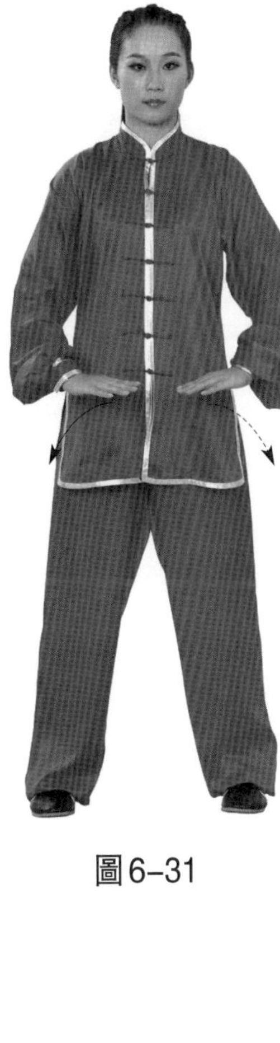

圖6-31

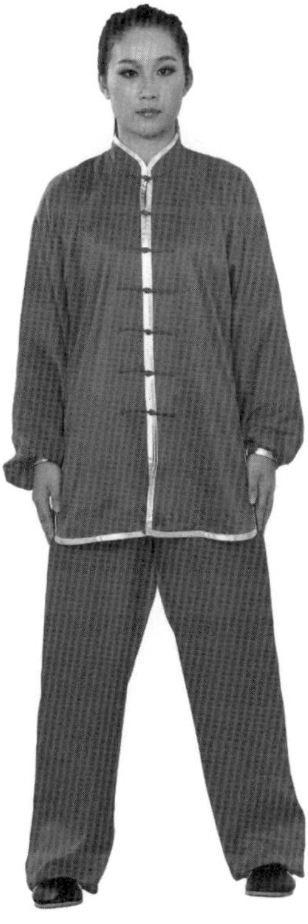

圖6-32

【要點】

1. 兩臂側舉，動作舒展，幅度要大，儘量展開胸部兩側。兩臂下落內合，儘量擠壓胸部兩側。

2. 初學時，兩臂伸直擺動，動作僵硬，則應注意兩臂上舉時，力從肩發，先沉肩，再鬆肘，最後提腕，形成手臂舉起的蠕動過程。下落時，先鬆肩，再沉肘，最後按掌合於腹前。

3. 初學時常有身體緊張、直立不穩、呼吸不暢的現象，此時應注意兩臂上舉時吸氣，頭部百會穴上領，提胸收腹；下落時呼氣，鬆腰鬆腹，氣沉丹田。

4. 手腳變化配合協調，同起同落。

5. 動作可配合呼吸，兩掌上提時吸氣，下落時呼氣。

七 收功勢

【練法】

1. 從開步勢開始，兩掌經體側上舉至頭頂上方，掌尖相對，掌心向下。目視上方。（圖7–1）

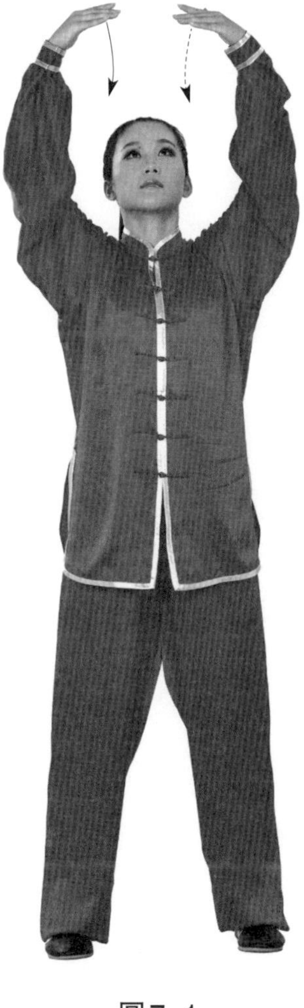

圖7–1

2. 兩掌掌尖相對，沿體前緩慢下按至腹臍前。目視前方。（圖7-2、圖7-3）

重複上述動作2遍。

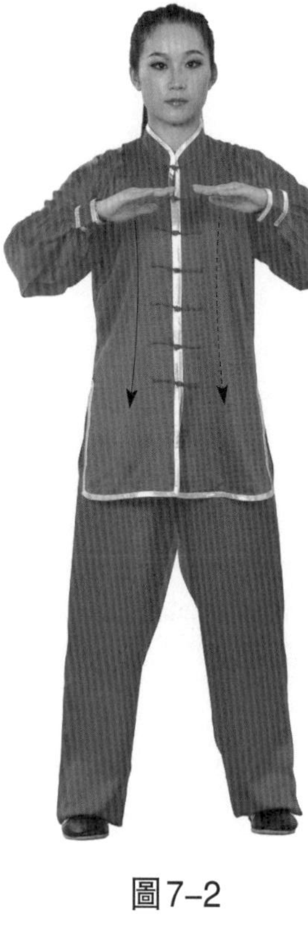

圖7-2

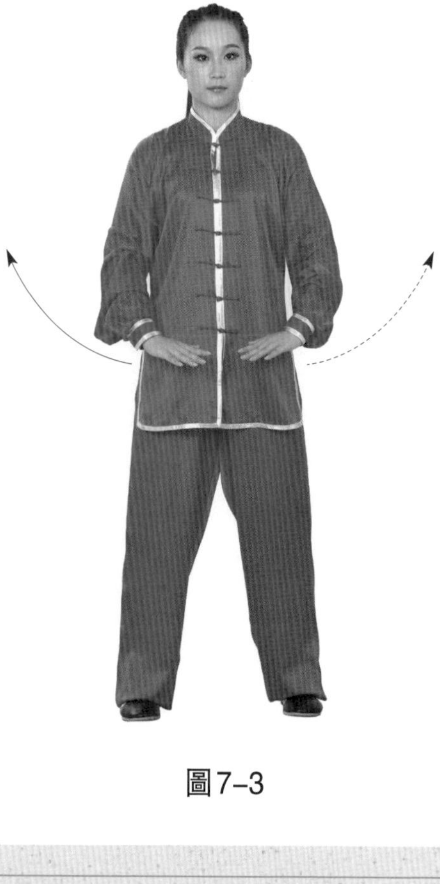

圖7-3

3. 兩掌緩慢在體前畫平弧，掌心相對，高與臍平。目視前方。（圖7-4）

4. 兩掌在腹前合攏，虎口交叉，疊掌。調勻呼吸，意守丹田。（圖7-5）

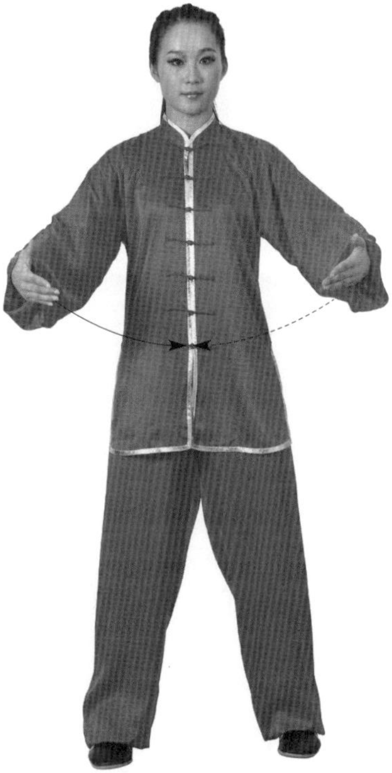

圖7-4

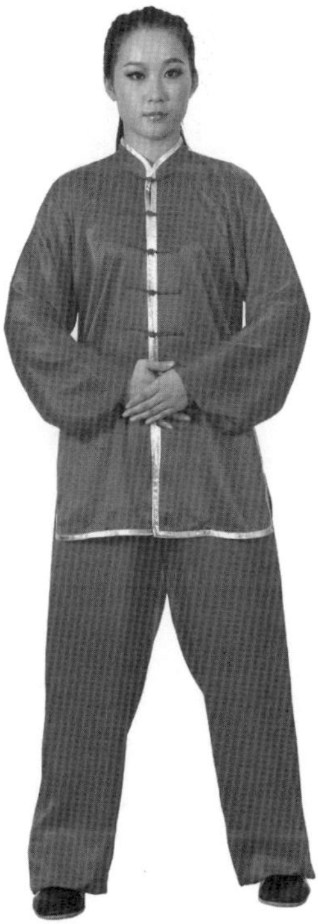

圖7-5

5. 數分鐘後，兩掌相合，在胸前搓擦至熱。（圖7–6、圖7–7）

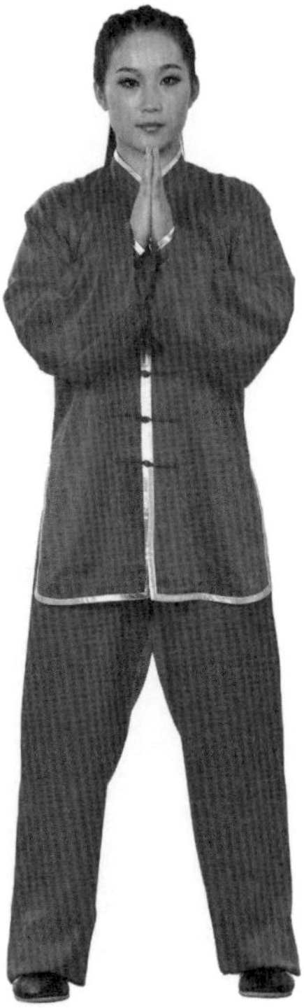

圖7–6

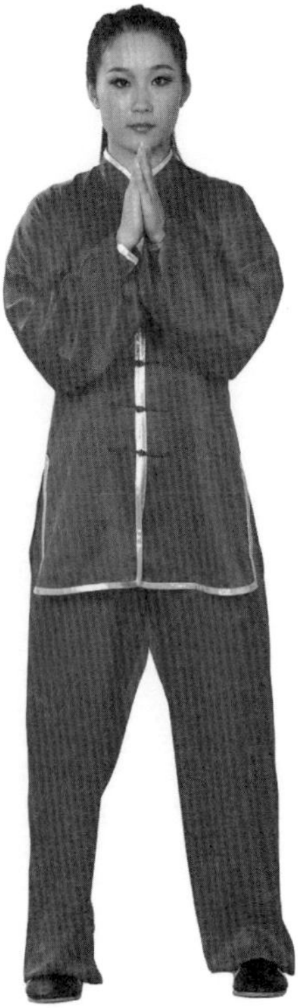

圖7–7

6. 掌貼面部，做乾洗臉，浴面3～5遍。（圖7–8）

7. 兩掌向後沿頭頂、耳後、胸前下落，自然垂於體側。目視前方。（圖7–9）

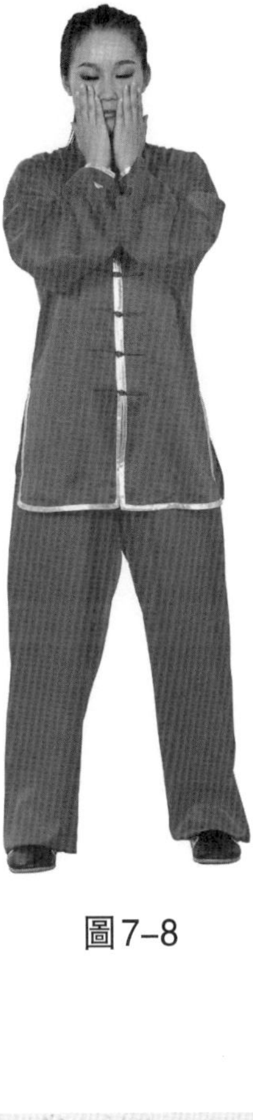

圖7–8

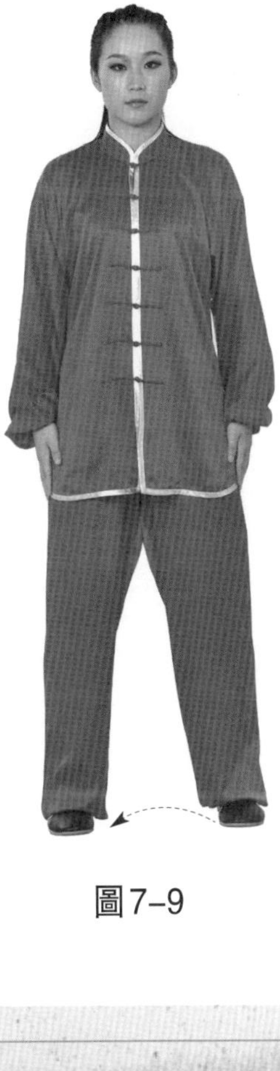

圖7–9

8. 左腳提起向右腳併攏，前腳掌先著地，隨之全腳踏實，恢復成併步正身直立。本功全套結束。（圖7–10）

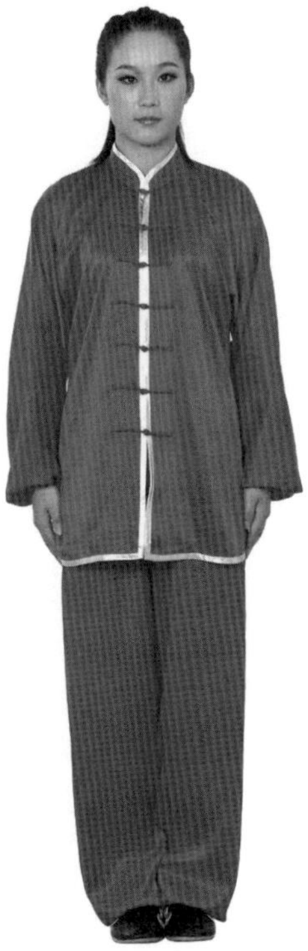

圖7–10

【要點】

1. 兩掌由上向下按時，身體各部位要隨之放鬆，直達腳底湧泉穴（在足底第二、三骨之間。簡易取位法：足底人字紋頂端的凹陷處）。

2. 兩掌腹前畫平弧，銜接要自然、圓活，有向前收攏物體之勢，意將氣息合抱引入丹田。

彩色圖解太極武術

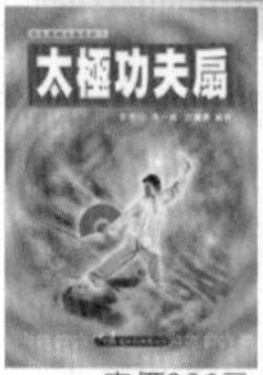

定價220元

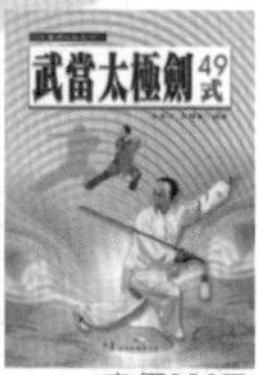

定價220元

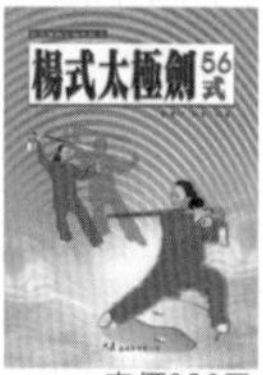

定價220元

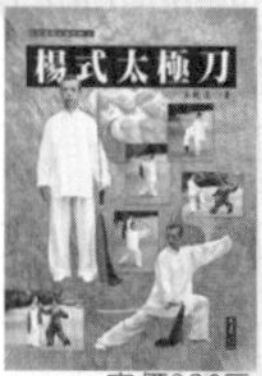

定價220元

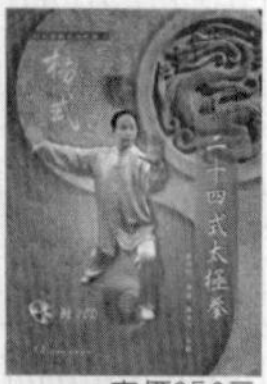
定價350元

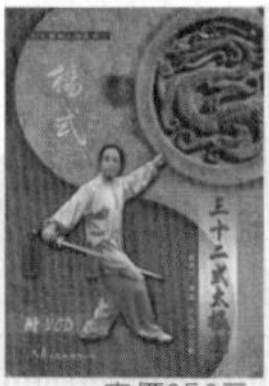
定價350元

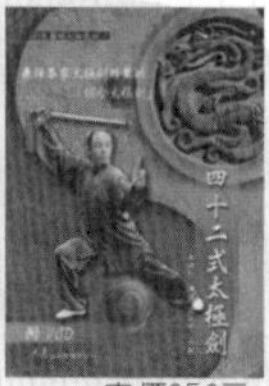
定價350元

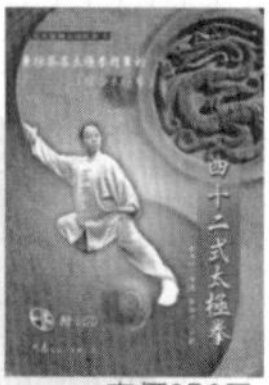
定價350元

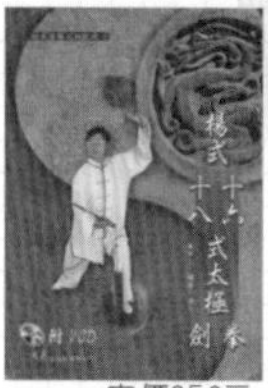
定價350元

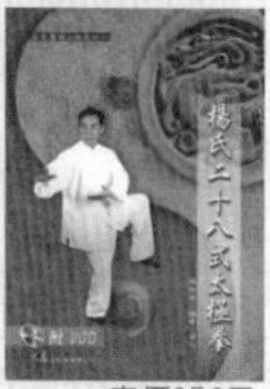
定價350元

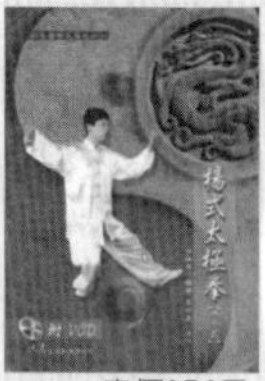
定價350元

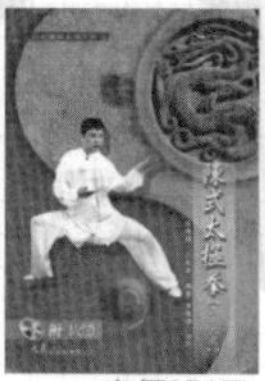
定價350元

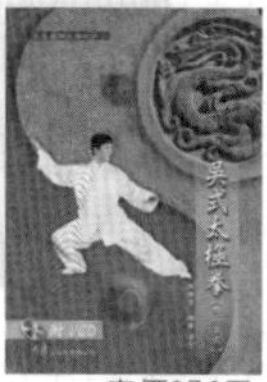
定價350元

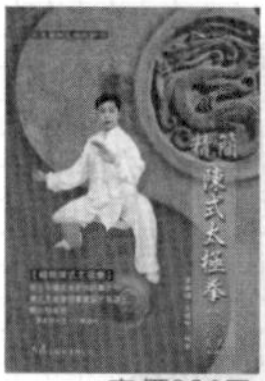
定價220元

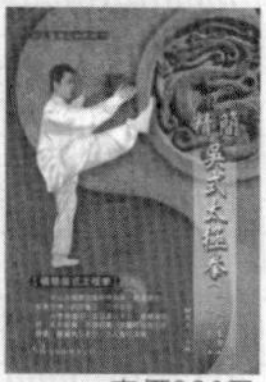
定價220元

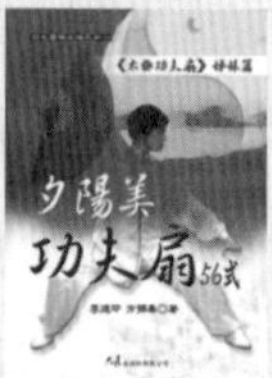

定價220元

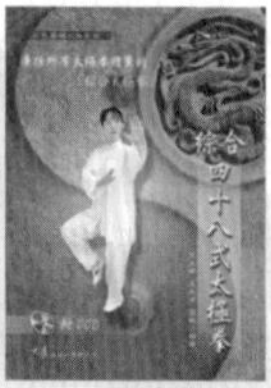
定價350元

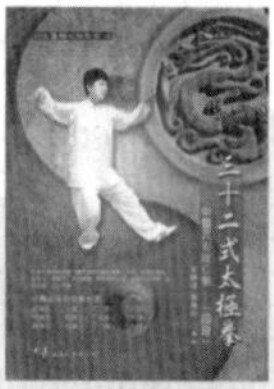
定價220元

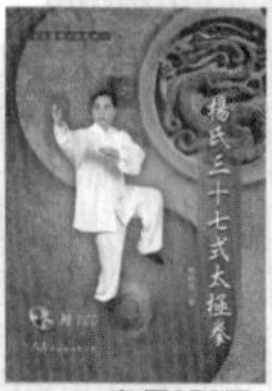
定價350元

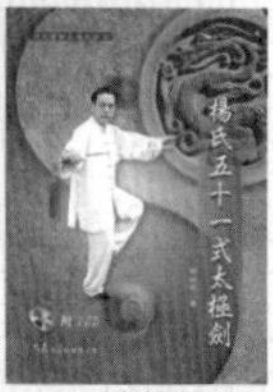
定價350元

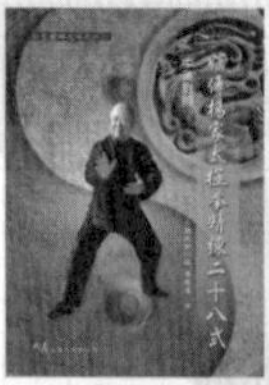
定價220元

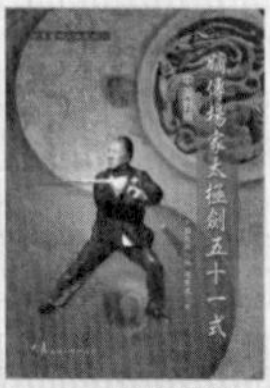
定價220元

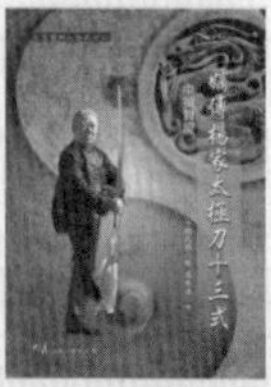
定價220元

養生保健　古今養生保健法　強身健體增加身體免疫力

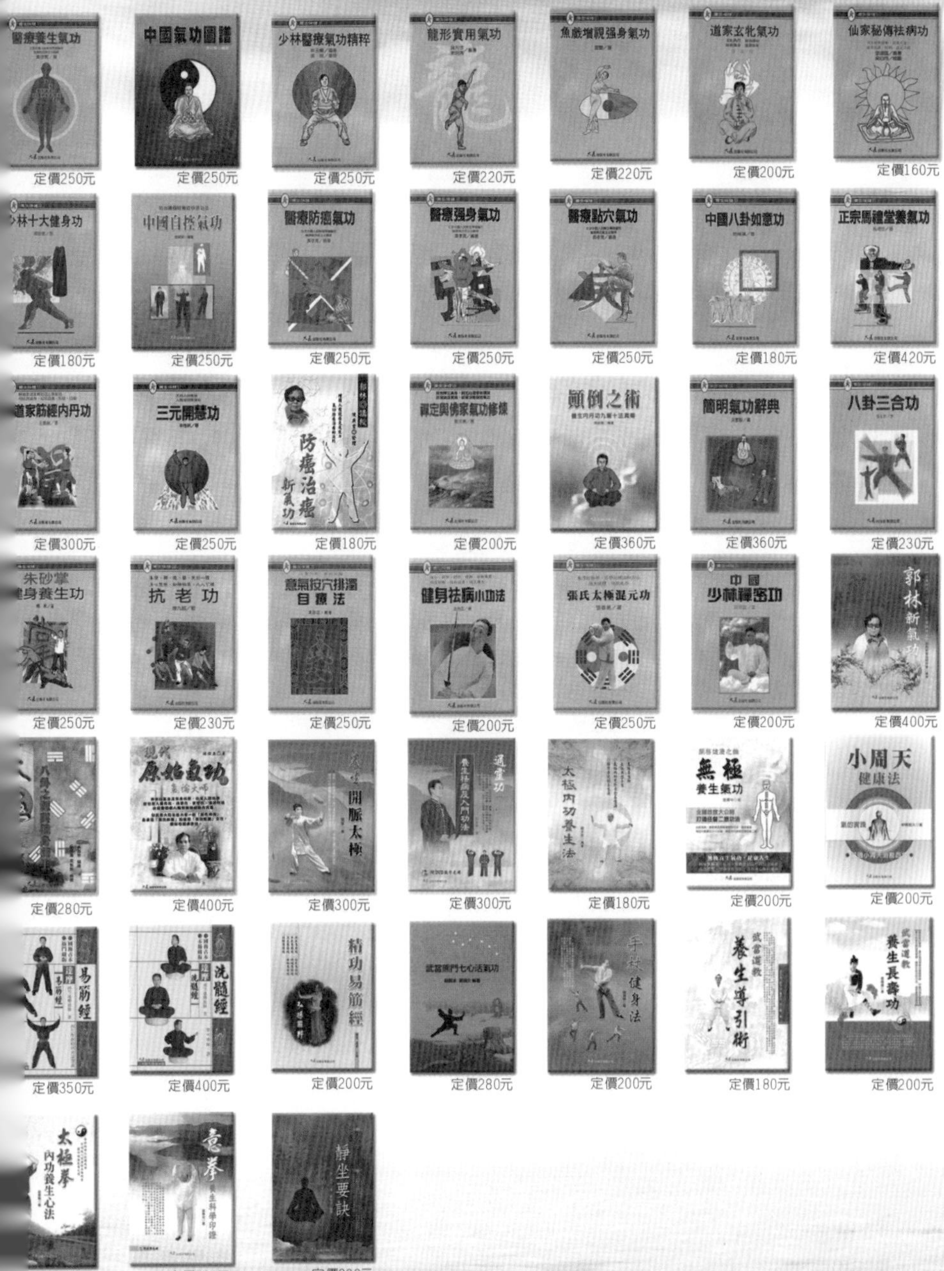

定價250元　定價250元　定價250元　定價220元　定價220元　定價200元　定價160元

定價180元　定價250元　定價250元　定價250元　定價250元　定價180元　定價420元

定價300元　定價250元　定價180元　定價200元　定價360元　定價360元　定價230元

定價250元　定價230元　定價250元　定價200元　定價250元　定價200元　定價400元

定價280元　定價400元　定價300元　定價300元　定價180元　定價200元　定價200元

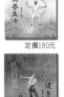

定價350元　定價400元　定價200元　定價280元　定價200元　定價180元　定價200元

定價280元　定價280元　定價200元

休閒保健叢書

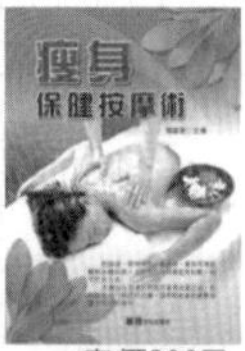

定價200元

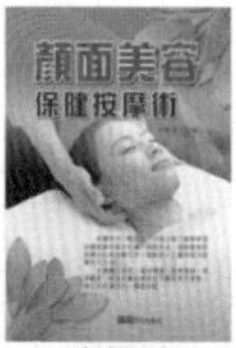

定價200元

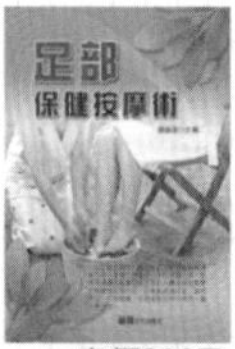

定價200元

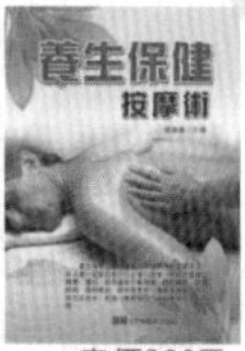

定價280元

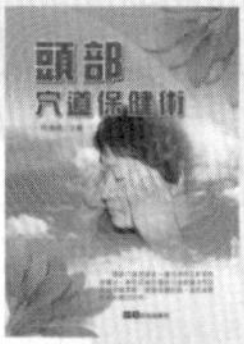

定價180元

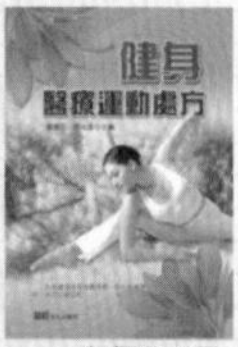

定價230元

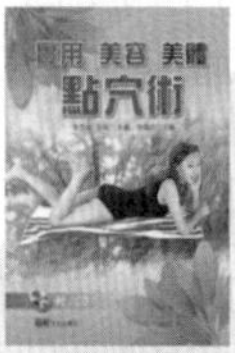

定價350元

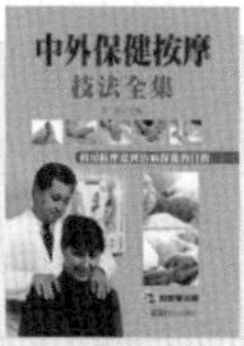

定價550元

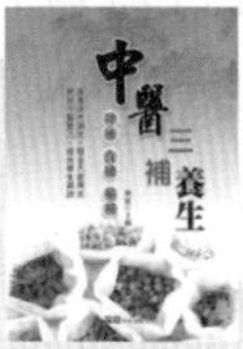

定價300元

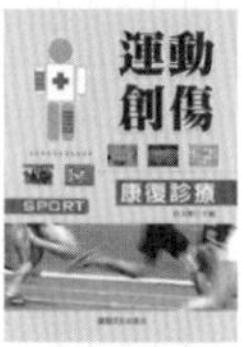

定價550元

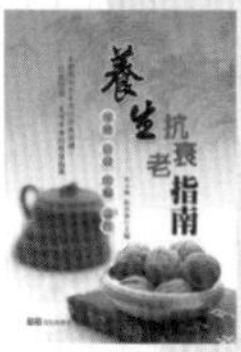

定價350元

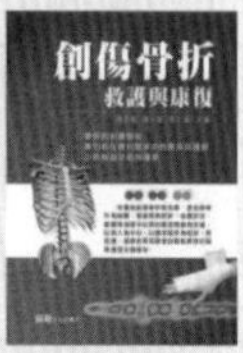

定價220元

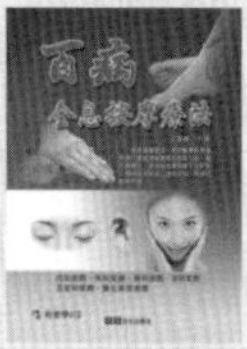

定價500元

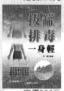

定價330元

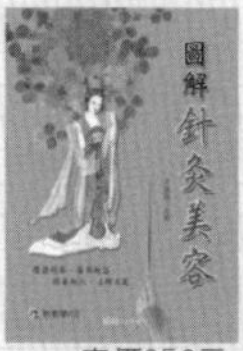

定價350元

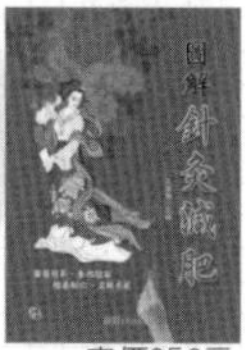

定價350元

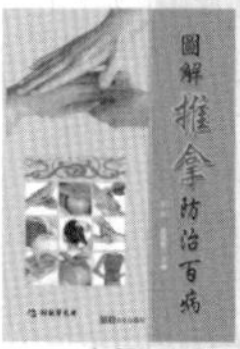

定價350元

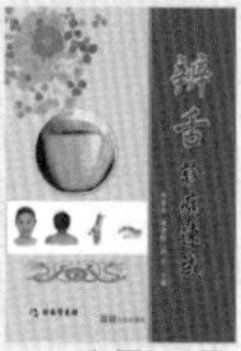
定價330元

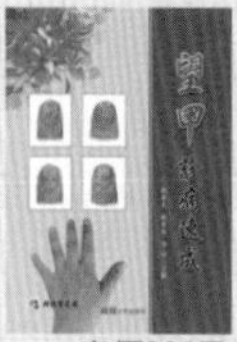
定價300元

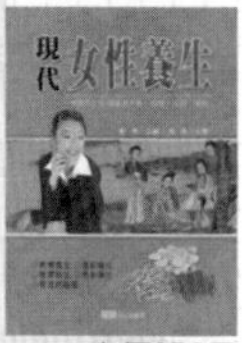

定價250元

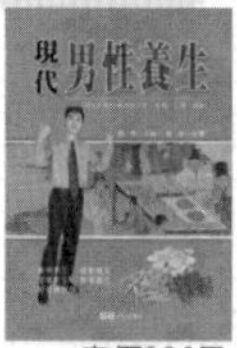

定價230元

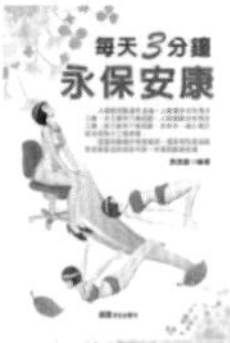

定價230元

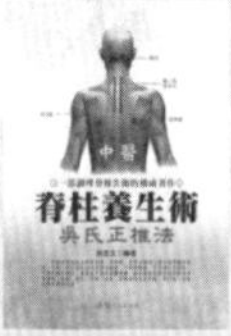

定價230元

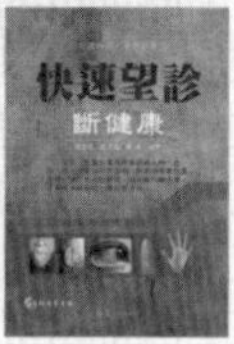

定價330元

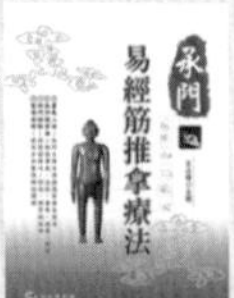

定價300元

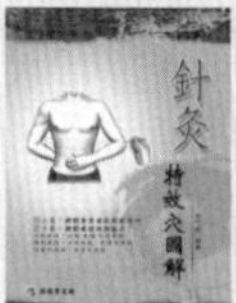

定價300元

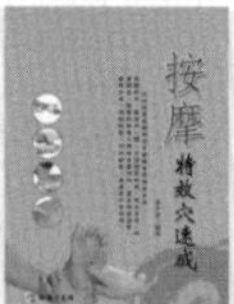

定價280元

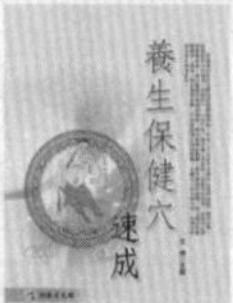

定價280元

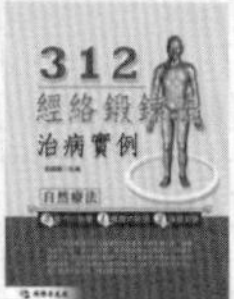

定價250元

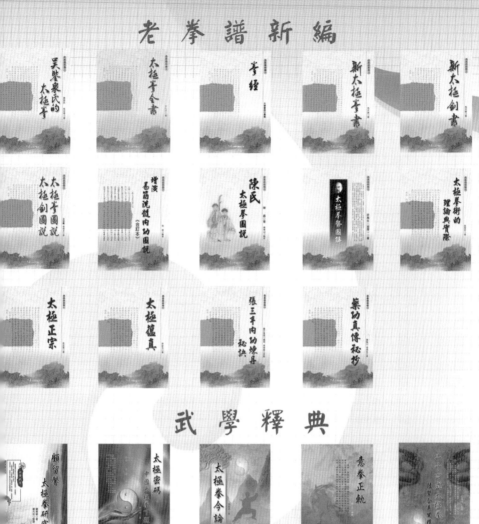

老拳譜新編

吳鑒泉氏的太極拳

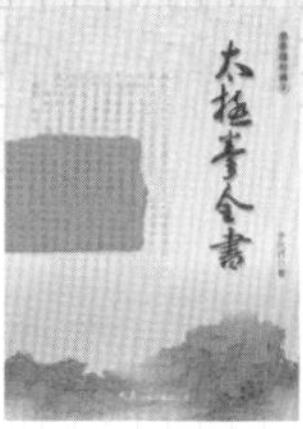
太極拳全書

拳經

新太極拳書

新太極劍書

太極拳圖說
太極劍圖說

增演
易筋洗髓內功圖說
《合訂本》

陳氏
太極拳圖說

太極拳勢圖解

太極拳術的
理論與實際

太極正宗

太極蘊真

張三丰內功煉丹
秘訣

築功真傳秘抄

武學釋典

顧留馨
太極拳研究

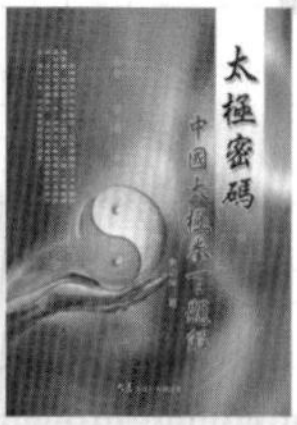
太極密碼

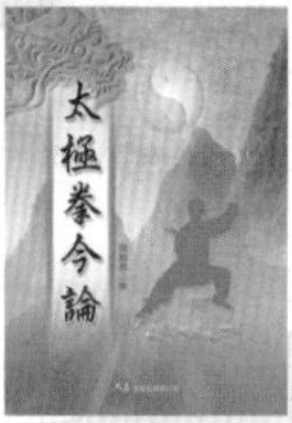
太極拳今論

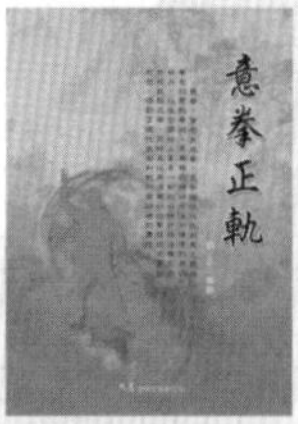
意拳正軌

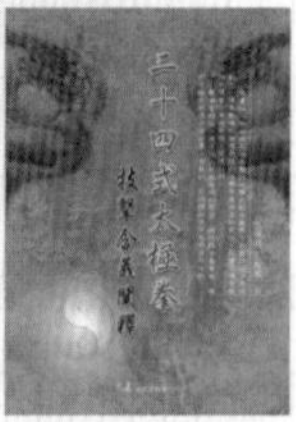
二十四式太極拳
技擊含義闡釋

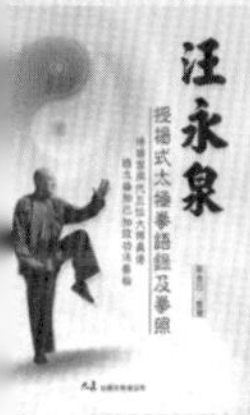
汪永泉
授楊式太極拳語錄及拳照

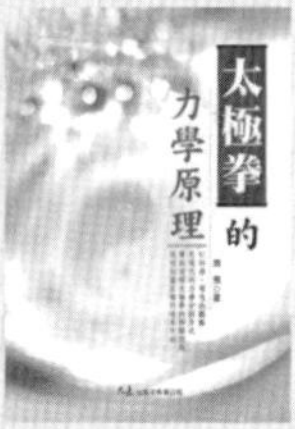
太極拳的
力學原理

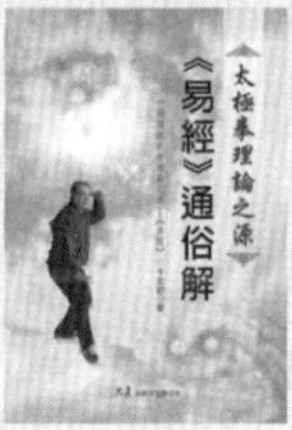
太極拳理論之源
《易經》通俗解

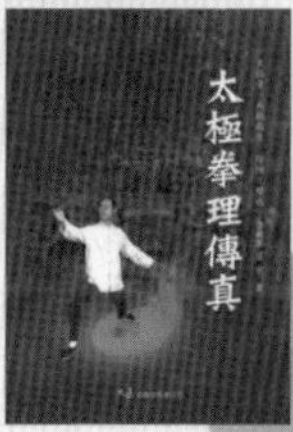
太極拳理傳真

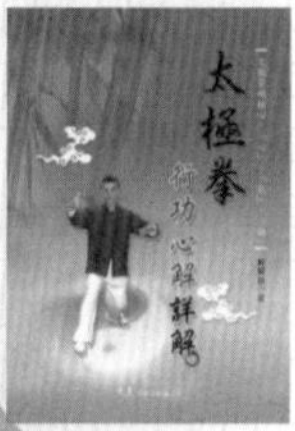
太極拳
行功心解詳解

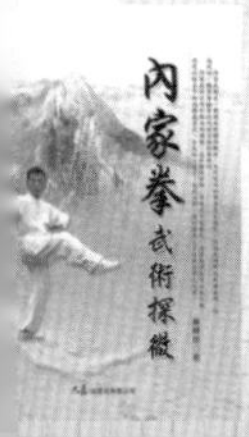
內家拳
武術探微

歡迎至本公司購買書籍

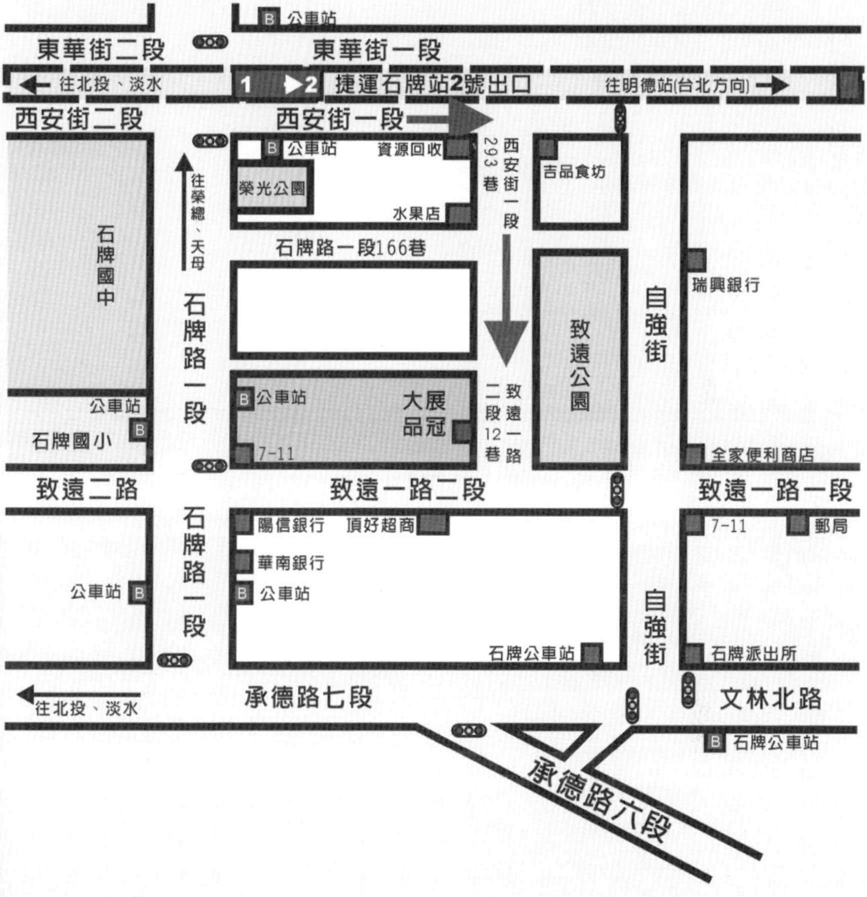

建議路線

1.搭乘捷運・公車

淡水線石牌站下車，由石牌捷運站2號出口出站(出站後靠右邊)，沿著捷運高架往台北方向走(往明德站方向)，其街名為西安街，約走100公尺(勿超過紅綠燈)，由西安街一段293巷進來(巷口有一公車站牌，站名為自強街口)，本公司位於致遠公園對面。搭公車者請於石牌站(石牌派出所)下車，走進自強街，遇致遠路口左轉，右手邊第一條巷子即為本社位置。

2.自行開車或騎車

由承德路接石牌路，看到陽信銀行右轉，此條即為致遠一路二段，在遇到自強街(紅綠燈)前的巷子(致遠公園)左轉，即可看到本公司招牌。

國家圖書館出版品預行編目資料

冠軍教您養生功　五禽戲／董國興　甘泉　編著
——初版，——臺北市，大展，2017〔民106.02〕
面；21公分 ——（古代健身功法；8）
ISBN 978-986-346-145-6（平裝）
1.氣功
413.94　　105023590

冠軍教您養生功　五禽戲

編　　著／董國興　甘泉
責任編輯／何宗華
發 行 人／蔡森明
出 版 者／大展出版社有限公司
社　　址／台北市北投區（石牌）致遠一路2段12巷1號
電　　話／（02）28236031・28236033・28233123
傳　　眞／（02）28272069
郵政劃撥／01669551
網　　址／www.dah-jaan.com.tw
E-mail／service@dah-jaan.com.tw
登 記 證／局版臺業字第2171號
承 印 者／傳興印刷有限公司
裝　　訂／眾友企業公司
排 版 者／弘益電腦排版有限公司
授 權 者／安徽科學技術出版社
初版1刷／2017年（民106年）2月

定價／200元

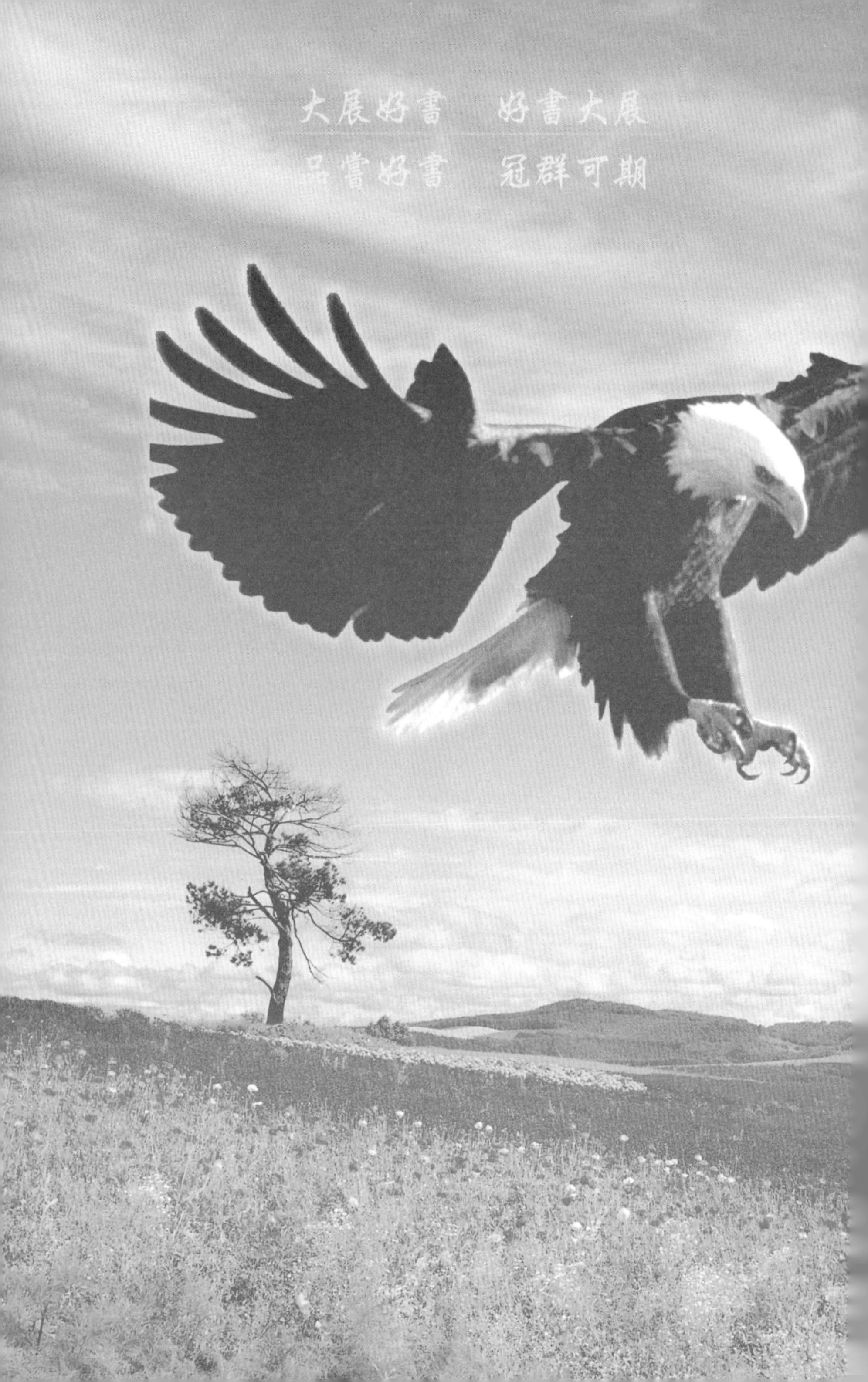
大展好書　好書大展
品嘗好書　冠群可期

大展好書　好書大展
品嘗好書　冠群可期